青年学生预防艾滋病
行为改变培训手册

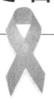

编著 | 北京大学儿童青少年卫生研究所
中国性病艾滋病防治协会

U0376238

人民卫生出版社
·北京·

图书在版编目（CIP）数据

青年学生预防艾滋病行为改变培训手册 / 北京大学
儿童青少年卫生研究所，中国性病艾滋病防治协会编著
. —北京：人民卫生出版社，2023.11（2024.6 重印）
ISBN 978-7-117-35586-5

Ⅰ.①青…　Ⅱ.①北…②中…　Ⅲ.①获得性免疫缺
陷综合征 – 预防（卫生）– 手册　Ⅳ.①R512.910.1-62

中国国家版本馆 CIP 数据核字（2023）第 214622 号

人卫智网	**www.ipmph.com**	医学教育、学术、考试、健康， 购书智慧智能综合服务平台
人卫官网	**www.pmph.com**	人卫官方资讯发布平台

青年学生预防艾滋病行为改变培训手册
Qingnian Xuesheng Yufang Aizibing Xingwei
Gaibian Peixun Shouce

编　　著：北京大学儿童青少年卫生研究所
　　　　　中国性病艾滋病防治协会
出版发行：人民卫生出版社（中继线 010-59780011）
地　　址：北京市朝阳区潘家园南里 19 号
邮　　编：100021
E - mail：pmph @ pmph.com
购书热线：010-59787592　010-59787584　010-65264830
印　　刷：北京铭成印刷有限公司
经　　销：新华书店
开　　本：889 × 1194　1/32　　**印张**：3.5
字　　数：88 千字
版　　次：2023 年 11 月第 1 版
印　　次：2024 年 6 月第 2 次印刷
标准书号：ISBN 978-7-117-35586-5
定　　价：35.00 元

打击盗版举报电话：010-59787491　**E-mail**：WQ @ pmph.com
质量问题联系电话：010-59787234　**E-mail**：zhiliang @ pmph.com
数字融合服务电话：4001118166　　**E-mail**：zengzhi @ pmph.com

《青年学生预防艾滋病行为改变培训手册》
编写委员会

主　审　郝　阳　王新伦

主　编　马迎华　韩孟杰　刘　惠

编　者（按汉语拼音排序）

郭世豪　韩孟杰　胡翼飞　黄丽娟　焦　锋
刘　惠　马迎华　祁甜甜　赵田杰　朱　璠
朱　敏　朱桂因

前　言

　　相关研究发现，当前我国青年学生预防艾滋病相关知识与行为之间存在明显的分离，而预防艾滋病教育大多仍停留在知识维度，"正确的知识"并不能直接产生"正确的行为"。因此，基于行为建立与改变的预防艾滋病教育至关重要。中国性病艾滋病防治协会信息交流与数字化防控工作委员会联合北京大学儿童青少年卫生研究所组织专家编写了《青年学生预防艾滋病行为改变培训手册》。本手册依据行为改变的福格行为模型、"象与骑象人"理论，结合生活技能教育理论编写，旨在培训开展预防艾滋病教育的教师及同伴教育者，以促进青年学生建立安全行为与改变艾滋病相关危险行为，帮助青年学生提高心理社会能力。

　　本手册分为三个单元。第一单元主要分析青年学生的行为特点，阐释行为建立与改变培训的重要性；第二单元主要概括生活技能教育理论、福格行为模型理论、"象与骑象人"理论的基本思想，为实际应用奠定基础；第三单元主要展示上述三种理论在实际培训中的应用设计及案例，为教师及同伴教育者设计预防艾滋病教育方案提供借鉴。另外，本手册设计了"培训一线"栏目，为实际培训提供参考。

　　为方便读者使用本手册对教师及同伴教育者进行培训，本手册还配备了配套的电子课件。在本手册的每个单元之后都附有一个二维码，扫描二维码即可获得相应单元的电子课件。

　　希望本手册能够帮助预防艾滋病教育的教师及同伴教育者

进一步认识青年学生行为，深入了解影响其行为改变的因素，从而更科学地制订预防艾滋病教育计划，进而帮助青年学生塑造健康行为，远离艾滋病。

　　本手册由杜蕾斯公益支持的大学生抗艾防艾宣传教育项目提供支持，在编写过程中得到了来自高校、疾病预防控制中心等专业机构专家的指导。对于本手册中的遗漏或不足之处，欢迎读者提出宝贵意见。

编者

2023 年 11 月

培 训 目 标

帮助预防艾滋病教育的教师及同伴教育者进一步认识青年学生行为，深入了解影响其行为改变的因素，帮助青年学生树立"每个人都是自己健康的第一责任人"的健康意识，具备自觉维护个人健康的知识和技能，促进学生健康。

1. 知识目标　了解当前青年学生的行为特点，了解生活技能教育理论、福格行为模型理论、"象与骑象人"理论的基本思想及其与青少年行为的内在关联。

2. 情感态度目标　理解青年学生感染人类免疫缺陷病毒（human immunodeficiency virus，HIV，又称"艾滋病病毒"）的脆弱性以及行为改变的困难性。

3. 技能行为目标　能够分析影响青年学生行为改变的因素，并结合生活技能教育、福格行为模型、"象与骑象人"的理论，组织开展青年学生预防艾滋病教育教学与培训。

培训内容框架图

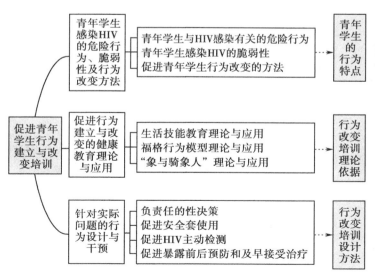

培 训 时 长

总培训时长建议为 480 分钟,各单元、各节分配时长如下。

单元(时间/分)	节(时间/分)
第一单元(60)	第一节(20)
	第二节(25)
	第三节(15)
第二单元(240)	第一节(80)
	第二节(80)
	第三节(80)
第三单元(180)	第一节(45)
	第二节(45)
	第三节(45)
	第四节(45)

本手册中的关键术语及定义

关键术语	定义
青年学生	15~24 岁的学生
与 HIV 感染有关的危险行为	可能增加人类 HIV 感染风险的行为,主要包括不安全的性行为、静脉吸毒和使用受污染的血液制品
HIV 感染的脆弱性	由于社会经济、文化、政治、生物学等原因而对 HIV 感染及由此产生的后果更易感性
生活技能	一个人的心理社会能力,具备这种能力可以帮助人们进行理性决策,解决问题,增强评判性思维和创新性思维,进行有效沟通,与他人建立健康的关系,设身处地为他人着想,进行情绪和压力的自我调控,有益于人们的健康和完美状态

关键术语	定义
生活技能教育	以培养学生的知识、态度和社会心理适应能力为目的的教育
福格行为模型	行为设计学家 B.J. 福格教授于 2007 年所提出的用于描述人类行为的模型，用公式表达为 B=MAP，其中 B 代表行为（behavior），M 代表动机（motivation），A 代表能力（ability），P 代表提示（prompt）
"象与骑象人"理论	积极心理学家乔纳森·海特提出的一种积极心理学理论，后被行为心理学家奇普·希思和丹·希思与行为改变结合起来，用于描述人类行为的动机
负责任的性行为	发生的性行为对身体和心理、现在和未来、他人和社会都不会造成伤害，既要考虑双方的感受，又要考虑对周围的影响
安全性行为	在性行为过程中，避免接触别人的阴道分泌物、精液、血液等，防止发生体液交换
HIV 检测	通过 HIV 抗体、HIV 核酸、$CD4^+$ T 细胞检测等方法，检测人体是否感染 HIV
HIV 暴露前后预防用药	HIV 暴露前和暴露后预防用药。暴露前预防是指在发生高危行为之前，开始服用特定抗病毒药以降低感染 HIV 的风险；暴露后预防，也叫紧急阻断，指在发生高危行为之后的 72 小时内服用特定抗病毒药以降低感染 HIV 的风险
HIV 抗病毒治疗	确诊了 HIV 感染后，服用抗逆转录病毒药物（anti-retroviral drug，简称 ARV 药物）阻止 HIV 在人体细胞内复制的过程

目　录

第一单元　青年学生感染 HIV 的危险行为、脆弱性及行为改变方法

获得性免疫缺陷综合征（acquired immunodeficiency syndrome，AIDS）简称"艾滋病"，是由感染人类免疫缺陷病毒（human immunodeficiency virus，HIV，又称"艾滋病病毒"）引起的综合征。HIV 专门攻击和破坏人体免疫系统，导致进行性免疫功能缺陷，从而使人继发各种机会性感染、恶性肿瘤和中枢神经系统病变，最终导致死亡。2022 年，我国报告新发现 HIV 感染者 / 艾滋病病人 10.7 万人，其中性传播比例达 97.6%。2010—2019 年，报告青年学生（15～24 岁）感染者人数呈上升趋势，从 2010 年的 794 人增长到 2019 年的 3 422 人。近年来，每年报告新发现青年学生感染者 3 000 人左右。随着疫情形势的变化，青年学生艾滋病防控已经成为学校卫生工作的重点之一。降低青年学生感染 HIV 的脆弱性、减少高危行为的发生是青年学生艾滋病防控的关键要素。

第一节　青年学生与 HIV 感染有关的危险行为

性教育缺失、提供的性教育内容与学生需求不匹配、过早发生性行为、安全性行为知识匮乏、性传播疾病（简称"性病"）、艾滋病危险意识不足等，是直接危害青年学生生殖健康，导致 HIV 感染的重要原因。

一、青年学生的危险行为

（一）不安全性行为是艾滋病传播的主要方式

青年学生性观念及性行为的变化是造成青年学生群体艾滋

病疫情上升的主要原因。新发现的学生感染者和病人以经性传播感染为主,特别是经男性同性性行为感染。

青年学生容易感染 HIV 的不安全性行为包括无保护(不使用安全套)的男性同性性行为、与不知晓感染状况的人发生无保护性行为、与多人发生性行为、吸毒或醉酒后发生性行为等。其中,无保护的男性同性性行为是最常见的感染方式。这是因为相比于阴道上皮,直肠黏膜更为脆弱,在性行为过程中容易受到损伤,使 HIV 更易于入侵。同时,男性同性性行为者拥有多性伴的比例也较高。

发生性行为时全程正确使用合格的安全套是预防艾滋病、性病的最有效措施。研究发现,青年学生发生首次性行为时安全套使用率很低,首次性行为的安全套使用情况将影响后续的安全套使用行为。调查发现,青年学生没有使用安全套的原因主要是已采用其他的避孕措施,这表明青年学生发生性行为时使用安全套的主要目的是避孕而不是预防艾滋病。这也进一步说明青年学生对艾滋病预防知识掌握还不够,对于使用安全套预防艾滋病的重要性认识不足。

(二)使用毒品会增加感染 HIV 的风险

与 HIV 感染者共用针具吸毒会使 HIV 通过污染的针具传播。

使用新型毒品(冰毒、摇头丸、K 粉等)或者醉酒会刺激或抑制中枢神经活动,降低风险意识,导致多性伴和发生无保护性行为,增大感染 HIV 和性病的风险。有研究表明,使用毒品、酒精等行为会减弱青年学生决策理性,从而增加危险性行为的发生。

毒品可能化身成"可乐""奶茶""糖豆豆""邮票"等,青年学生要提高对这些"换装"毒品的辨识力,增强对毒品的警惕性,远离毒品,保持身心健康。

(三)性传播疾病可增加感染 HIV 的风险

性病患者感染 HIV 的风险更高,特别是梅毒、生殖器疱疹、尖锐湿疣等以生殖器溃疡为特征的性病患者。溃疡使 HIV 更容易入侵机体，也更容易将病毒传染给他人。

及早发现和规范治疗性病及各种生殖器感染，可以减少感染 HIV 和传播艾滋病的风险。怀疑自己患有性病时，要到正规医疗机构寻求规范化性病诊治服务，尽早检查，及时治疗，争取治愈，还要动员与自己有性接触的人接受检查和治疗。

青年学生对性病相关知识掌握不足，容易发生误诊、漏诊的情况。因此，应对青年学生开展针对性的生殖健康教育，帮助青年学生及早发现病情，及早就医治疗。

（四）与他人共用针头（注射、文身、穿刺等）极易造成艾滋病传播

青年学生打耳洞、文眉、文身等行为发生比例较高，所用工具如果消毒不严格，可能携带 HIV，导致感染风险增加。如个人确实需要注射、打耳洞、拔牙等，一定要到正规医疗机构进行，使用一次性或严格消毒的工具。

献血要严格遵照《中华人民共和国献血法》进行，输血不要输来历不明的血液。

二、参与式活动——卡片游戏

1. 卡片准备

准备"艾滋病危险行为分级卡片"。在每一张白色卡纸上写下生活中可能出现的行为，例如，吸毒、输血、无偿献血、打架、喝酒、吸烟、共用针具、共同进餐、游泳、拥抱、握手、同桌上课、文身、拔牙、打喷嚏、接吻、去 KTV、吃烧烤、去酒吧、打篮球、去网吧、共用毛巾、共用剃须刀、割双眼皮、约会、见网友、旅行、同性性行为、异性性行为、无保护性行为、蚊虫叮咬、共用马桶、谈恋爱、嗑摇头丸、跳街舞、玩摇滚、弹吉他，等等。

准备"感染 HIV 风险卡片"。选择 3 张稍大的彩色卡纸（或彩色 A4 纸）分别写上"危险""安全""不确定"，代表不同行为感染 HIV 的不同风险。

2. 游戏组织

将"艾滋病危险行为分级卡片"分发下去。

请大家思考"艾滋病危险行为分级卡片"即白色卡片上的行为与感染 HIV 的关系，根据行为的危险性，将卡片分别放在 3 张"感染 HIV 风险卡片"即彩色卡片对应的"危险""安全""不确定"下方。

培训一线

HIV 传播需要具备 4 个条件：排出、存活、足量和进入。

艾滋病主要通过与三条传播途径有关的具体行为传播，如不安全性行为、静脉注射吸毒、使用被污染的血液制品等。在活动中我们会发现，感染 HIV 的高危行为并不多。

艾滋病不会通过日常生活接触传播。与 HIV 感染者和艾滋病病人拥抱、握手、共同用餐、一起游泳、共用马桶、蚊虫叮咬等并不会感染艾滋病。在活动中，我们还会发现，不会传播 HIV 的行为占多数。

感染 HIV 的风险由每一个人自身的行为决定，明智的决策能够帮助我们降低风险。青年学生要主动学习预防艾滋病的知识，并将掌握的知识告诉家人和朋友。

HIV 感染者和艾滋病病人是疾病的受害者，应该得到理解和关心。我们不能歧视 HIV 感染者和艾滋病病人。

第二节　青年学生感染 HIV 的脆弱性

感染 HIV 的脆弱性指由于社会经济、文化、政治、生物学等原因而对感染 HIV 及由此产生的后果更具易感性。联合国儿童基金会（UNICEF）指出，感染 HIV 的脆弱性主要表现在缺乏预防艾滋病相关知识、家庭的经济压力、缺乏做出合理决定的能力或付诸行动的能力、无法获得卫生服务和用品、不能坚持自己的立场及维护自己的权利等方面。个体感染 HIV 的脆弱性增加意味着不能很好地控制行为，不能使自己远离 HIV 及相关健康威胁。

处于青春期的青少年往往会承受身体、心理、情绪、性和社会变化的适应性等的压力，性健康知识相对匮乏，因此较成人更容易感染 HIV。

青春期是一个突破界限、宣告独立的阶段，是性和社会性别等范式和标签被质疑和强化的阶段。青少年心理发育尚未成熟，往往伴随着自尊心、自信心不足，好奇心强等与青春期有关的心理问题。同时，全面性教育的不足和滞后导致青少年警觉性不足，缺乏自我保护能力。部分青年学生或因尚未意识到无保护性行为可能带来的严重健康风险，或因抱有"风险与己无关，只关他人"和"及时行乐，只顾今朝"的错误观念，最终弱化对风险的准确识别。

在性生理和心理发育日趋早熟、性与艾滋病预防教育滞后的情况下，青少年艾滋病预防相关知识和能力不足，对高风险行为可能导致的健康后果缺乏足够的认识。部分青少年虽然知晓 HIV 的传播与性接触密切相关，但知识、态度与行为的分离仍使他们较多发生危险性行为。正确使用安全套是预防 HIV 传播的有效措施，但由于不能坚持并正确使用安全套，年轻的男性同性性行为者、卖淫者和跨性别者等人群暴露于 HIV 威胁。低龄化、无保护、多性伴性行为的尝试、商业性交易、药物滥用、性虐待、性伤害等问题的出现，都使青少年的身心健康面临巨大的挑战，甚至可能导致感染 HIV 的严重后果。

调查显示，大学生对 HIV 及艾滋病的基本概念、艾滋病三大传播途径相对了解，对于非传播途径认识仍相对模糊；愿意使用安全套，发生高危行为后寻求检测的态度也相对积极，但实际检测率较低；学校类型、学历、性别等都会影响大学生对艾滋病相关知识知晓情况。值得关注的是，大学生艾滋病防治知识知晓率还有很大的提升空间。《遏制艾滋病传播实施方案（2019—2022 年）》明确提出青年学生艾滋病防治知识知晓率应达到 95% 以上。我国部分省（区、市）学校调研结果表明，大学生知识知晓率尚未达到该要求。2018 年某市 4 所高职院校调查结果显示，青年学生艾滋病防治知识知晓率仅为 54.96%，接受艾滋病宣传服务措施的青年学生艾滋病防治知识知晓率（63.76%）高于未接受艾滋病宣传服务的学生（43.76%）。2020 年某市的一项多阶段整群随机抽样调查结果显示，大中专学生艾滋病防治知识知晓率仅为 70.10%。2021 年某省份的一项调查结果显示，大学生艾滋病防治知识知晓率仅为 67.61%。

研究还显示，中学生也普遍缺乏艾滋病防治相关知识。2019 年某市一区的一项分层整群随机抽样调查结果显示，4 所不同类型学校学生艾滋病防治知识知晓率最高为 87.02%，最低为 65.57%。2019 年另一市区的一项整群抽样调查结果显示，中学生艾滋病防治知识知晓率为 79.71%。中学生艾滋病防治知识知晓率也亟待提升。

第三节　促进青年学生行为改变的方法

在导致青年学生感染 HIV 脆弱性的众多因素中，相对容易改变的因素是青年学生的行为。因此，帮助青年学生预防 HIV 感染，需要从青年学生的行为入手，促进青年学生减少或停止可能感染 HIV 的危险行为，转而采取健康行为。健康教育是促进青年学生采取健康行为的重要途径。

一、青年学生行为改变的困难性

与仅仅向学生传授知识相比，促进学生行为改变更加困难。

根据健康教育的经典理论——知信行（KAP）理论，人类行为改变的过程分为 3 个步骤：获取知识（knowledge）、形成态度（attitude）和实践行为（practices），如图 1-1 所示。其中，知识是行为改变的基础，态度是行为改变的动力。只有当人们获得了有关知识，并对知识进行积极思考，产生强烈的责任感，才能逐步形成积极的态度；只有当知识转化为态度，人们才会去试着改变行为。

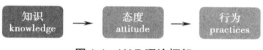

图 1-1　KAP 理论框架

目前，我国预防艾滋病教育的设计大多基于生殖健康与性病预防相关知识，如性传播疾病防治、安全性行为、青春期心理发育等知识，期望这些健康知识能够在学生心中培育出积极的健康态度，从而影响学生的行为。然而，知识的转化并不是一个简单的过程。相当多的研究结果都显示，在健康教育领域，尤其是预防艾滋病的健康教育领域，仅传授健康知识是远远不够的。

培训一线

2019 年 11 月—12 月，研究者对两市青年学生中的男性同性性行为者进行了调查。调查发现，这些学生中，有 92.3% 的人都接受过预防艾滋病教育，且预防艾滋病相关知识合格率达到了 95.50%。然而，这些学生的态度合格率仅为 56.31%，行为合格率仅为 27.03%。

请思考：

这个现象说明了什么？

预防艾滋病健康教育仅限于知识的维度足够吗？

> 提示：认识到"知识"不一定能够转化为"态度"，更不一定能带来相应的"行为"。因此，预防艾滋病健康教育不能仅仅传授知识，还要干预行为。

上述研究中出现了明显的"知-行分离"现象：传授健康知识只能提高学生的知识水平，并不一定能引起学生态度的转变，更不一定能让学生将知识转化为健康行为。想要真正促成学生行为的改变，仅仅从知识维度入手是远远不够的。

那么，如何促进学生采取健康的行为呢？这需要我们基于相关理论去分析影响青年学生行为改变的因素，然后运用有针对性的方法有条理地进行干预。

二、促进行为改变的理论

促进学生行为改变需要多种学科理论的指导。本手册将介绍3种理论：生活技能教育理论、福格行为模型理论和"象与骑象人"理论。应用福格行为模型理论和"象与骑象人"理论进行行为影响因素分析，再结合生活技能教育理论的方法培训，能够更好地促进青年学生安全行为的建立与危险行为的改变。

（一）生活技能教育理论

传统的文化教育重视传授知识和信息，而生活技能教育不仅告诉学生"你要做什么"，还要让学生明白"我应该怎么做"。在预防艾滋病教育中融入生活技能教育培训（相关理论及应用详见本手册第二单元第一节），不仅能够使青年学生了解预防艾滋病的相关知识，而且能够为学生提供实践预防艾滋病行为的方法，帮助学生实现从态度到行为的转变，即通过培养有效沟通交流和做决策的能力，使青年学生更好地了解自己和他人，学会面对生活中不断产生的变化，做出更利于健康的选择。

（二）福格行为模型理论和"象与骑象人"理论

福格行为模型理论和"象与骑象人"理论都注重分析影响

个体行为的主要因素。在预防艾滋病教育中,福格行为模型理论(相关理论及应用详见本手册第二单元第二节)和"象与骑象人"理论(相关理论及应用详见本手册第二单元第三节)能够帮助我们分析影响青年学生采取健康行为的因素有哪些,进而根据这些因素设计教育方式和环境,从而促进青年学生安全行为的建立与危险行为的改变。

青年学生预防艾滋病行为改变培训 PPT　第一单元

第二单元 促进行为建立与改变的理论与应用

第一节 生活技能教育理论与应用

生活技能教育是预防艾滋病教育中重要且富有活力的组成部分，能够给学生提供实践预防艾滋病行为的方法，帮助学生实现从预防艾滋病的积极态度到预防艾滋病行为的转变。

一、生活技能教育理论

（一）生活技能

生活技能是指一个人的心理社会能力。基于这种能力，人们可以进行理性决策，解决问题，增强评判性思维和创新性思维，进行有效沟通，与他人建立健康的关系，设身处地为他人着想，进行情绪和压力的自我调控，保持或增进健康和完美状态。生活技能既可以应用于个人对自己或他人的行为，也可以应用于改变周围的环境，以促进人们采取健康的行动。因此，在不同的文化和背景条件下，生活技能的性质和定义不完全一样。

1993 年，世界卫生组织在学校生活技能教育文件中，将"心理社会能力"解释为一个人有效地处理日常生活中的各种需要和挑战的能力，是使个体保持良好的心理状态，并且在与他人、社会和环境的相互关系中表现出适应和积极的行为能力。

培训一线

生活技能能够使青年学生更好地了解自己和他人，做出更好的选择，学会应对生活中不断发生的变化，可以在促进青年学生行为改变中发挥重要作用。

例如，很多青年学生抽"第一支烟"都是在其他人的影响下发生的，其本质原因是青年学生在诱惑面前不会拒绝他人，不会处理同伴压力。因此，如果只是单纯地向青年学生强调吸烟的危害，告诫他们不要吸烟，并不一定能取得良好的效果，但如果帮助青年学生掌握抵制诱惑、拒绝他人和处理同伴压力的技能，就会促使他们远离"第一支烟"。

（二）生活技能教育

在健康教育中，生活技能教育指以培养学生的知识、态度和社会心理适应能力为目的的教育，可以使学生积极地发展和维持健康的生活行为、改善生活环境和提高生活质量。

生活技能教育越来越受到学校卫生和教育工作者的关注。目前，我国生活技能教育主要集中在烟草控制教育、伤害预防、艾滋病预防和心理健康教育等领域。

1. 生活技能教育的特点

与传统教育相比，生活技能教育具有以下特点：

（1）生活技能教育不仅关注知识和信息的传递，更关注相关态度和技能的培养，并特别注重知识、态度与技能发展的平衡。这意味着教育后的改变不单单是在知识方面，也包含态度和技能的改变，这些变化有益于那些渴望获得行为改变的学生。

培训一线

与重视传授知识和信息的传统教育不同，生活技能教育不是单纯地告诉学生"你要做什么"，还要让学生明白"我应该怎么做"。例如，在以生活技能为基础的控烟教育中，不仅告诉学生吸烟有害健康，还要将远离香烟内化为学生自己的态度，同时培训学生掌握拒绝"第一支烟"的技能。

11

为了帮助学生改变行为，生活技能教育也会教授知识，并在此基础上将知识内化为学生的态度，然后传授实现行为改变的方法。这样，通过知识 - 态度 - 技能 - 行为的链条，生活技能教育最终实现学生行为的改变。

（2）以学生为中心，提供比传统教育更多能力训练的机会。生活技能教育非常注重能力训练，一般运用参与式教学方法来开展，如主题游戏、情景分析、分组讨论、角色扮演、头脑风暴、案例研究、模拟训练、视频播放等教学活动，让学生在沉浸式体验的过程中，尝试练习所传授的技能，并鼓励学生将所学技能积极地应用到日常生活中。

（3）致力于学生健康行为的发展和不良行为的改善。传统教育关注学生的知识水平，而生活技能教育的最终目标是学生行为的建立，并且一定是有利于学生健康的行为。学生掌握生活技能后，能够认识并采取健康行为。例如，通过生活技能教育，学生认识到不能吸烟、酗酒，通过与他人有效交流，可以有效地拒绝他人劝烟、劝酒，从而坚持更加有利于健康的行为。

（4）生活技能教育是灵活的，能够应用于很广泛的领域，如青少年素质教育、和平教育及环境教育等。除了健康教育领域，生活技能教育还有非常广泛的应用。这是因为生活技能是一项个人适应性强、积极向上的行为所蕴含的能力，可用于促进各种积极行为的发展。例如，生活技能教育可以用于教学培训，帮助教师更好地理解学生，掌握教学活动所需要的技能和方法，进而提高教学质量。

2. 生活技能教育的内容

世界卫生组织将生活技能概括为5对（10种）核心能力，即自我认识能力 - 同理能力、有效交流能力 - 人际关系能力、调节情绪能力 - 缓解压力能力、创造性思维能力 - 批判性思维能力、决策能力 - 解决问题能力。

（1）自我认识能力 - 同理能力：自我认识能力是指对自己的个性、特长和缺点做出客观评价的能力，可以使人在正确认识自我的基础上，建立自信心，并与周围人保持和发展良好的人际关系。自我认识是开展有效交流、发展人际关系技能以及对他人产生同理心的先决条件。

培训一线

对现在的你来说，最重要的 10 件事是哪些？请在纸上写下来。

如果这 10 件事不能全部得到满足，请你划掉其中 3 件。

如果剩下的 7 件事也不能全部得到满足，请你再划掉其中 4 件。

请完成以下分析或思考：

（1）请分析你写下的这 10 件事、第一次划掉的 3 件事和第二次划掉的 4 件事、最后留下的 3 件事，思考你为什么会这样选择。

（2）如果你愿意，请与周围的人交换纸条，并对比你们写下的、划去的、留下的事是否一样，讨论为什么会一样或不一样。

（3）请思考：如果是 5 年前，你做出的选择会和现在一样吗？

（4）请预想：如果是 20 年后，你又会做出怎样的选择？

提示：思考做选择的重要性与困难性，同时，不同个体、不同时期的选择可能是不同的。

在预防艾滋病教育中，自我认识能力能帮助判断个人感染艾滋病的风险，及其对个人目标和愿望所产生的影响。

同理能力是指从他人角度考虑问题，在与人交往过程中设身处地为别人着想的能力。有同理能力的人能够对别人表现出充分的理解和同情，而且能主动帮助别人，通过协商有效解决问题。

培训一线

请大家双手交叉（或握拳），看看你是左手拇指在上面，还是右手拇指在上面？

接下来，请左手为上的改为右手在上、右手为上改为左手在上，然后闭上眼睛静心体验一下：改了之后，你感觉是否舒服？

在生活中，我们经常需要和处事方式与自己完全不同的人交往。如果有人让我们感到不舒服，应该怎样对待这些人呢？

提示：认识到不同个体之间的差异，并尝试理解他人。

在预防艾滋病教育中，同理能力能帮助个体理解 HIV 感染者和艾滋病病人的处境，从而正确对待 HIV 感染者和艾滋病病人。

（2）有效交流能力 - 人际关系能力：有效交流能力是指恰当运用口头或身体语言（手势、姿势、表情、动作等），准确表达自己的心情和观点的能力。通过有效交流能力的训练，学生能够表达自己的观点、愿望、需求以及害怕、担心、忧虑等，并学会在需要的时候寻求帮助。

培训一线

请大家读一读下面的对话，并说一说自己的感受。

飞机上，空乘人员询问王先生："先生您好，果汁、汽水、咖啡、茶、开水，请问您要喝点什么？"

王先生："有没有椰奶？"

空乘人员："先生，我们没有椰奶。"

王先生："那你们有什么？"

空乘人员："先生，我们有果汁、咖啡、茶、开水和汽水。"

王先生："没有椰奶？那你们有没有凉茶？"

空乘人员："没有凉茶，但是有热茶，要不要给您倒一杯呢？"

王先生:"那我不要。"

空乘人员:"那您想喝点什么呢?"

王先生:"你们都有什么?"

……

提示:认识到有效倾听和表达的重要性。

在预防艾滋病教育中,有效交流能力能帮助个体拒绝感染HIV 的危险行为,坚持采取有利于健康的行为。

人际关系能力是指建立人与人之间心理关系的能力。人际关系能力能够使人以积极的方式与他人交往,建立和保持友谊;与家人相互沟通,建立良好家庭关系;使自己经常保持良好的心理状态,并获得社会支持;在必要时,能够采用恰当的、使自己和别人都不受到严重伤害的方式,巧妙地中断和他人的关系。

 培训一线

小蕾是一名大一新生。开学后不久,小蕾就几次找到辅导员老师要求退学。

"小蕾文章写得好,钢琴也弹得很棒。入校不久,她就参加了学校的中秋晚会,表现非常出色。"小蕾的辅导员说,"听说她要退学,我非常吃惊。"

小蕾说,同学们都瞧不起她,总在背后议论她,以至于她感觉大家都挺虚伪的,一回到寝室,就胸口发闷,甚至觉得活着没意思。

请思考:

导致小蕾想退学的原因是什么?

小蕾的想法正确吗?

保持良好的人际关系对我们有什么好处?

提示:认识到良好人际关系的重要性。

培训一线

为了解青少年吸毒的原因,研究人员访谈了戒毒所的青少年吸毒人员。大多数人说第一次吸毒是朋友带着进行的。研究人员引导说:"如果一个人明知道吸毒有害,还要带着你吸,那你就不应该把他当作朋友了。"这些青少年却十分落寞地说:"老师,你知道吗,我没有什么朋友,仅有的两个好朋友都吸毒。"

请思考:

这些青少年吸毒的根本原因是什么?

提示:认识到不良人际关系对人的影响。

在预防艾滋病教育中,人际关系能力能帮助个体与他人保持恰当的关系,并脱离可能会导致自己发生感染 HIV 危险行为的关系。

(3)调节情绪能力 - 缓解压力能力:调节情绪能力是指认识自己和他人的情绪,运用适当的方法尽量把消极情绪逐渐调整为积极情绪,以避免对自己和他人的身心健康造成有害影响的能力。通过处理情绪能力的训练,学生能够意识到情绪是如何影响行为的,并能够对情绪做出适当的调节。

培训一线

在纸上写下一个星期前发生的让你感到伤心 / 难过 / 生气 / 愤怒的一件事。

这件事发生时,你的情绪是怎样的?

当时你的身体有怎样的反应?

当时的你是怎样看待这件事的?

当写下这件事时,你的情绪又是怎样的?

现在的你怎样看待这件事?

提示:认识情绪,知道情绪是会变化的,不能被一时的情绪冲昏头脑。

缓解压力能力是指减轻压力的能力，能够使人正确认识自己面临的压力，通过改变环境、生活方式，或学会放松，使压力减轻到不对自身健康造成危害的程度。通过缓解压力能力的训练，学生能够认识生活中压力的来源，了解压力如何对人产生影响，并采取适当的行为减轻和应对压力。

 培训一线

每人一个气球，尽可能将气球吹大（避免吹爆），然后逐渐释放气球内的气体。

请思考：

气球内的气体能完全放完吗？

如果气体完全放完，气球还能拍打吗？

如果把气球里的气体看作我们生活中的压力，你获得了怎样的启发？

提示：认识到没有人能够完全不面临压力，压力有时候也会产生积极的作用。

在预防艾滋病教育中，调节情绪能力和缓解压力能力能帮助个体正确处理个人情绪，避免因为负面情绪累积而发生感染 HIV 的危险行为。

（4）创造性思维能力 - 批判性思维能力：创造性思维能力是指以新的方式解决问题的思维能力，使人在思考问题时抛开经验束缚，不因循守旧，而是积极探索可能的途径和方式，找到更多解决问题的方法和选择，并明确这些方法和选择可能带来的后果。

 培训一线

有个专门种苹果的农夫，他种的苹果色泽鲜艳，美味可口，供不应求。然而有一年，一场突如其来的冰雹在即将成熟的苹果上留下一道道疤痕，这对农夫来说无疑是一场毁灭性的打击，这样的苹果销售商怎么能够接受呢！

聪明的农夫想到了一个绝妙的办法，他在苹果的包装上打出了这样的广告词：

"亲爱的顾客，您注意到了吗？在我们脸上有一道道的疤痕，这是上帝馈赠给我们高原苹果的吻痕——高原上常有冰雹，因此高原苹果才有美丽的吻痕。如果您喜爱高原苹果的美味，那么请记住我们的正宗商标——疤痕！"

农夫的这则广告起到了神奇的效果，他的苹果不仅没有滞销，而且比往年的销量更好。

请思考：

农夫处理问题的方法妙在哪里？

这提示我们生活中遇到困难应该怎样去思考问题？

提示：学会在面对问题时积极思考新的方法。

在预防艾滋病教育中，创造性思维能力能帮助确定多种预防艾滋病的行为和方法。

批判性思维能力是指善于拓展思路，用批判的眼光分析信息和以往经验的能力。批判性思维能力的训练，有助于学生认识和评价影响态度、行为的因素，如价值观、同伴压力和传播媒介等，从而有利于健康行为的建立。

 培训一线

很多人都听过"孔融让梨"的故事，从小就被教导要学习孔融的谦让有礼，并对此深信不疑。但有些人想法不同，他们认为孔融的做法对别人是不公平的，剥夺了其他兄弟选择和表现的机会。

你觉得这种想法有道理吗？

你曾经有过这样的"与众不同"的想法吗？

提示：认识到这些"与众不同"的想法正是批判性思维的一种表现。

创造性思维能力和批判性思维能力相结合，可帮助学生多角度、全面、灵活地考虑各种问题，做出合理决定。

（5）决策能力 - 解决问题能力：决策能力是指通过权衡不同选择及其后果，从而做出正确决定的能力。对于健康问题需要做出抉择时，应当使学生通过评估不同的选择、决定及其可能产生的结果和影响，积极地做出有利于健康的决定。

解决问题能力是指对问题进行分析，提出解决方案并实施的能力，能够使人正确认识自己面对的主要问题，寻找解决该问题的方法并评估利弊得失，最终从中选择最合适的解决方式，并付诸实施。

 培训一线

王刚是一名大一新生，由于性格比较内向，进入大学学习后没有交到什么朋友。后来，王刚认识了几个社会上的"好哥们"。他们对王刚非常热情，经常带他一起打游戏。王刚觉得他们人很好。有一天，这些"好哥们"偷偷摸摸地带来了一些王刚没有见过的饮料，说是能让人快乐的"好东西"，特意带来给王刚也感受一下。王刚顿时不知道该怎么办了，他担心自己拒绝"品尝"会失去这些"好哥们"，又担心这些饮料有问题。

请思考：

你认为王刚应该做出怎样的选择？

如果你是王刚，你会怎样做？

提示：认识到面对选择时，要学会评估利弊，果断决策。

　　在预防艾滋病教育中，解决问题能力能够帮助个体识别遇到的情境，降低感染艾滋病的风险和易感性，并在与HIV感染者或艾滋病病人共处时，以适当的态度和行为对待他们。

　　生活技能教育的10种核心能力并不是彼此孤立的，而是互相促进、互相补充的。10种核心技能的关系如图2-1所示。

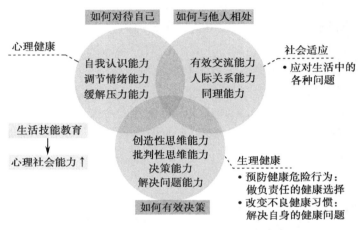

图2-1　生活技能教育10种核心能力的关系

　　10种核心能力遵循着"木桶定律"——生活技能的强弱不是取决于某一种最优势的技能要素，而是取决于最弱势的技能要素。让学生认识到提升自己最薄弱的技能要素，才是最有效也是唯一提高其整体生活技能的途径。

培训一线

　　木桶定律（也可称为"短板效应"）：一只木桶能盛多少水，并不取决于最长的那块木板，而是取决于最短的那块木板。因此，想让一只木桶盛满水，必须每块木板都一样平齐且无破损。如果有一块木板与其他木板高度不一或者有破洞，木桶就无法盛满水。

还需要注意的是，10 种核心能力是生活技能教育的基础。在实践中，生活技能教育也常常涉及其他能力，但那些能力归根到底也是基于以上 10 种核心能力发展起来的。

培训一线

　　生活技能的含义非常广泛，相关教育内容包罗万象，但离不开基础的核心能力。比如，生活技能教育可以教导学生保持自信，但要做到保持自信，需要多种核心技能。首先要认识个人自身的需要（即自我认识能力），其次要能够正确地与其他人交往（即人际关系能力），最后还要能够选择以恰当的方式（即决策能力和解决问题的能力）来表达自己（即有效沟通能力）。所以说，世界卫生组织提出的 10 种核心能力是生活技能教育的基础。

二、生活技能教育理论的应用

（一）参与式方法

1. 课堂讨论 / 小组讨论

学生围绕一个或几个问题充分发表意见，可以全班同学一起进行，也可分成几个小组进行，可以穿插在课堂授课中，也可以单独设立某专题。

课堂讨论 / 小组讨论可促使学生自由地交换意见，有助于学生澄清概念、描述感觉、表明态度或阐明观点。

实施步骤包括：

（1）确定讨论主题或题目，进行分组；

（2）推选主持人、记录员；

（3）规定讨论时间，鼓励充分参与；

（4）以小组为单位推选报告人代表集体汇报；

（5）教师总结。

课堂讨论 / 小组讨论题目举例:

关于艾滋病,你知道些什么?

艾滋病对个人、家庭、社会造成的危害分别有哪些?

对 HIV 感染者和艾滋病病人的歧视行为有哪些?

如果有人让你尝试不良行为(吸烟、吸毒),你应如何做决定?

2. 头脑风暴

又称"快速反应"或"快速抢答"。教师或组织者邀请学生在较短时间内,自愿就某个问题迅速进行思考,并做出应答反应,有利于创造参与的气氛,启发学生思考,激发学生兴趣并集思广益,提高学习效率。

实施步骤:

(1)教师提出问题;

(2)鼓励学生对该问题说出尽可能多的答案,教师或学生代表在黑板上或纸上记录其中的关键词;

(3)教师通过整理、归类,提出进一步讨论或思考的问题。

头脑风暴问题举例:

影响青少年健康的常见疾病有哪些?

艾滋病对个人、家庭和社会分别会产生什么危害?

3. 案例分析

讲述真实的事件或虚构一个故事,鼓励学生根据自己已有的知识、态度和技能经验思考故事中的人物应该怎么做,并推断其行为后果。在案例分析中,由于讨论的是故事中人物的行为,因而能避免泄露隐私使学生陷入难堪。案例分析可以帮助学生在分析别人行为及结果的同时,思考自身的行为,并从中学习某些生活技能,如有效交流能力、人际关系能力和做出正确决策的能力等。通过案例分析,学生已学到决策能力和解决问题能力等生活技能能够进一步提高。

实施步骤:

(1)搜集或编写适当的案例,准备要讨论的问题;

（2）以小组为单位进行案例分析；

（3）小组派代表汇报分析结果；

（4）教师总结。

案例分析题目举例：

A 女士现已怀孕 40 天。几天前，她发现丈夫是个静脉吸毒者，经常与朋友共用注射器，而这些朋友中有一个人是 HIV 感染者。A 女士现在担心自己感染了 HIV，不知该不该要这个孩子。

讨论问题：

（1）A 女士是否有感染 HIV 的危险？

（2）这个孩子应该要吗？

（3）如果你是 A 女士的朋友，对她有什么建议？

提示：在这个案例中，A 女士首先要确定自己有没有感染 HIV。根据《艾滋病防治条例》，医疗卫生机构应当对孕产妇提供艾滋病防治咨询和检测，对感染 HIV 的孕产妇及其婴儿，提供预防艾滋病母婴传播的咨询、产前指导、阻断、治疗、产后访视、婴儿随访和检测等服务。如果能够按规范做好母婴阻断，HIV 感染者也可以生下健康的孩子。

4. 辩论

持不同观点的两组同学彼此用一定的理由来说明自己的见解并试图说服对方，最终得到正确认识或共同观点。通过辩论，学生既能锻炼自己的表达能力，又能复习和运用所学习的知识，还可以发挥创造力，从多个角度去阐明问题。

实施步骤：

（1）辩论前，教师请全班学生表决，确定辩论题目；

（2）双方各自选派代表参加辩论，其他学生可以负责收集材料或出谋划策；

（3）双方辩论；

（4）教师评价和总结。

辩论题目举例：

对 HIV 感染者和艾滋病病人的管理是否应采用隔离方法？

提示：根据《艾滋病防治条例》，任何单位和个人不得歧视 HIV 感染者、艾滋病病人及其家属，HIV 感染者、艾滋病病人及其家属享有的婚姻、就业、就医、入学等合法权益受法律保护，未经本人或者其监护人同意，任何单位和个人不得公开 HIV 感染者、艾滋病病人及其家属的有关信息，医疗机构应当为 HIV 感染者和艾滋病病人提供艾滋病防治咨询、诊断和治疗服务。

5. 互动游戏

通过教师指令、学生实践，或师生共同参与的小游戏，使学生在互动的过程中掌握知识和能力。

实施步骤：

（1）根据需要掌握的知识或能力设计游戏；

（2）请学生参与游戏；

（3）学生表达参与游戏的感受；

（4）教师评价和总结。

互动游戏举例：

野火游戏：大家围成一圈，闭上眼睛，主持人轻拍某人的肩膀（象征传染 HIV）。大家睁开眼睛时，就处于有人已感染 HIV 的环境中了，没有任何迹象。请大家自愿与两人握手（相当于某种无防护的高危行为）。HIV 感染者在握手的同时用手指轻抠对方的手心。手心被抠过的人在接下来的握手中，也要去抠其他人的手心。

提示：引导学生感受感染者的恐惧，不传播艾滋病，不歧视 HIV 感染者和艾滋病病人。

（二）应用举例——案例分析

案例一：阿依的故事

阿依是个 17 岁的漂亮女孩，正在读高二。她的人生改变从认识小飞开始。

在阿依心中，小飞是帅气的学长。有一天，小飞主动来找她玩儿，阿依非常惊喜，爽快地答应了。晚饭后，他们去了当地很有名气的歌舞厅。小飞的朋友早已等在那里，他们面前摆了一大堆打开的啤酒。阿依心里有些不安，但不知道怎样可以离开，而接下来，小飞与朋友豪饮的气势又让不谙世事的阿依倾慕他的男子汉气概。

有一个周末，阿依对父母撒谎说晚上在同学家做作业后就出门了。小飞和他的朋友们早已等在外面。见到阿依后，小飞说："我爸妈出去了，家里没人，就到我家去玩儿吧！"没容阿依思考，大家就带着她来到了小飞家。在小飞家里，从没喝过酒的阿依出于好奇也喝了酒。大家闹腾到半夜，小飞的一个朋友兴奋地拿出一包白色粉末说："我有些好东西，大家一起来享受！"这时阿依才知道，小飞和他的朋友们早就是"瘾君子"了。

就这样，在酒吧、歌舞厅，以及小飞的家里，不断出现小飞和阿依的身影。慢慢地，阿依觉得自己越来越离不开那个叫"白粉"的东西，并由最初的吸食发展到静脉注射毒品。

暑假过后，小飞很长时间没来找阿依。阿依发疯地四处寻找小飞。几个月后，阿依终于在医院见到了小飞，但这时的他已经确认感染了艾滋病。

就像一个晴天霹雳，阿依呆住了。

案例二：阿丽的故事

阿丽是南方沿海某职业高中三年级的女生，今年17岁。两年前，阿丽认识了一位比自己年长几岁的男朋友。此后，她在自己并不十分了解对方、毫无自我保护意识的情况下，与男朋友多次发生无保护性行为。后来，由于种种原因，阿丽与男友分手了。不久前，阿丽从朋友的口中听说，前男友因高热不退而入院。阿丽没有预防艾滋病的知识，因此并未特别在意前男友住院的事情。直到最近，在一次无偿献血过程中，阿丽经检查才知道自己感染了HIV。这个突如其来的结果打乱了阿丽的人生规划，让她的生活蒙上了灰色。

案例三：小阳的故事

小阳是一名21岁英俊帅气的大学生。高二那年，一位热情舍友的一个吻让他打开了"新世界的大门"——他发现自己喜欢男生。高中毕业后,小阳偶然加入了一个社交群,在群内几位"哥哥"的介绍下,他进入"男同圈",并通过社交软件交到了很多朋友。小阳和朋友们一起吃饭、聊天、畅想未来,并在内心的躁动下,一次次地放纵欲望。小阳是一个谨慎的人,每次进行高危性行为后,他都会进行艾滋病检测。在某一次检测后,他看着检测试纸上HIV阳性的结果,不敢相信,也无法接受。

请学生讲述这3个案例,并提问:

(1)阿依已经发生了危险行为,她要怎样做,才能清楚自己是否感染了艾滋病?

参考答案:做HIV抗体检测。

(2)阿丽和小阳已经感染了HIV,他们以后应该怎么办?

参考答案:

1)到当地乡镇卫生院、妇幼保健院、疾病预防控制中心、医院等获得免费、保密、专业的咨询和心理支持服务。

2)尽早接受抗病毒治疗,治疗越早,效果越好。

3)国家有免费抗病毒治疗药物,每个地区都有开展抗病毒治疗的定点医院。

4)采取防护措施,保护性伴不被感染,同时告知性伴接受检测。

5)不必担心在治疗时被别人知道病情,感染者的个人隐私受法律保护。

(3)现实生活中,哪些场所容易发生不安全的行为?这些场所中容易出现哪些诱惑?面对诱惑,应该如何拒绝?我们该如何与异性/同性相处?

参考答案:

1)酒吧、迪厅等是容易发生不安全行为的环境,我们要对这些场所的危险性有所警觉。

2)要杜绝各种诱惑,如各种淫秽的音像制品、书刊、网站以及金钱与物质的诱惑。

3）大家在生活中要学会辨别，以明确的态度、冷静的心理、坚决的语气说"不"。

4）在与异性／同性交往中，要学会保护自己，自尊，自爱，遵守性道德；不单独在异性朋友家过夜，避免不安全性行为，对自己负责，对他人负责。

（4）当紧急情况发生时，哪些电话是求助电话，拨打时需要注意什么？

参考答案：紧急情况发生时可拨打 110、120、119 求助；拨打时要清楚说明时间、地点、人物、事件及求助内容。

第二节 福格行为模型理论与应用

福格行为模型是由斯坦福大学的行为设计学家 B.J. 福格教授于 2007 年提出的，用公式表达为 B＝MAP，其中 B 代表行为（behavior），M 代表动机（motivation），A 代表能力（ability），P 代表提示（prompt）。福格行为模型适用于描述人类所有行为，不仅能够帮助企业更好地满足客户需求，也可以帮助人们设计自己的行为，从而改变自我。即便是在困境中的人们也能通过应用此模型使自己变得更好，乃至实现宏大的目标。福格行为模型理论认为一切行为都可以设计，提倡简单才能改变行为，建议使用"微习惯"策略来做出改变。

一、福格行为模型理论

（一）福格行为模型

在福格行为模型中，动机是人想要做出某个行为的欲望，能力决定了能否完成这个行为以及完成这个行为的难易程度，而提示则是提醒做出这个行为的信号。当动机、能力和提示同时出现的时候，行为就会发生。

图 2-2 直观展现了福格行为模型中动机和能力之间的关系。

图 2-2 中，横轴表示做出某
个行为的能力，越往横轴左边，
能力越弱，行为越难以做到，越
往横轴右边，能力越强，行为越
容易做到；纵轴表示做出某个
行为的动机，由下到上，动机由
弱到强。当我们想做出某个行
为时，可以调整我们做出这个行
为的动机和能力，让代表行为的
点到达行动线上方。以"整理书

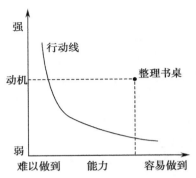

图 2-2　福格行为模型：动机和
能力的关系

桌"行为为例，图 2-2 中的圆点代表这个行为，圆点对应的横坐标
和纵坐标代表做出这个行为的能力和动机。可以看出，做出这个
行为的能力较强，而动机处于中等水平，此时这个点位于行动线
上方，那么这个行为就可以发生。

设计自己或他人的行为时，要遵循以下四个原则：第一是动机，
动机越强，行为就越有可能做到；第二是行为，行为越容易，就越有
可能成为习惯；第三要调整动机和能力使得代表行为的点位于行动
线的上方；第四，必须要有提示。

福格行为模型告诉我们，当我们想要实施某个行为或让别
人实施某个行为时，我们要先从提示入手。如果在有提示的情
况下，我们想要的行为没有发生，那么就要检查自己或他人是
否有做出某行为的能力。动机是最后要考虑的要素。

培训一线

现在请你拿出一张白纸，画出图 2-2 的坐标轴和行动
线，然后思考自己最近想要做的某个行为，分析一下你做出
这个行为动机的强弱、做出这个行为能力的强弱。把这个行
为当成一个点，这个点会点在行动线的上方还是下方呢？

提示：认识到动机和能力对行为的影响。

（二）福格行为模型的三要素

福格行为模型的三要素是动机、能力和提示。

1. 动机

动机是想要做出某种行为的欲望。很多人认为能否做出改变取决于个人的能动性和选择，觉得只要有了动机就能顺利做出改变，但是事实并非如此。根据福格行为模型，动机只是行为发生的要素之一。福格认为动机是十分不可靠的，在许多情况下，我们即使有了动机，也不会做出行为的改变。

首先，动机是复杂的。福格认为人的动机有三个来源，分别是自己想要的、通过采取行动能获得的利益或惩罚、情境。一种行为的动机可能不止一个来源，并且就某种行为来说，可能会出现相互冲突的动机。比如，当你想戒除甜食的时候，你的朋友送来一块蛋糕。一方面，你想要吃掉它；另一方面，你又因为要戒除甜食而抵触它。这两个动机之间的强弱关系决定了你是否会吃下这块蛋糕。需要注意的是，有时候我们甚至不知道自己做出某个行为的真正的动机是什么，比如，你吃甜食的真正动机是甜食带来的愉悦感，而不是甜食好吃，如果你找到了其他能带来愉悦感的办法，你可能就不会吃甜食了。

其次，动机冲上顶峰后会迅速回落。强烈的动机适合推动自己去做比较困难但一次就能完成的事情，然而高水平的动机是很难长久维持的。福格将短期内动机激增的现象称为"动机波浪"。动机波浪的波动是很频繁的。有些波动是可以预测的，比如许多学生在考试过后就下决心以后一定要好好学习，但更多的波动是不可预测的。同时，福格也告诉我们，不必为了自己动机的起伏而责怪自己，因为这就是动机在生活中的运作方式。

因此，动机是不可靠的，仅凭动机无法实现长期改变，我们还需要借助能力和提示的力量。

2. 能力

能力的强弱决定了我们做成某件事的难易程度。福格行为模型认为,人们应该从简单的事情开始做出改变,因为简单的事情容易完成。我们知道,动机是不可靠的,但是能力是很可靠的。我们可以降低行为的难度,提升自己的能力从而让代表这一行为的点到达行动线上方。当行为足够容易的时候,能力足够强的时候,即使动机很弱,行为也能实现。

那么,如何让一个行为容易做到或者我们有能力达到呢?福格建议我们从提升自身技能、获取工具和资源、让行动变得微小(找到入门步骤或缩小规模)这三个方面来实现。首先,当我们在完成某个行为遇到困难时,可以利用网络资源学习如何更轻松地完成一件事,并且可以通过重复来提升某方面的技能。其次,工欲善其事,必先利其器。有时我们需要找到合适的辅助工具来更好地完成某个行为。比如,我们想养成阅读的习惯,可以先找到一个好用的阅读软件,然后找到一本自己喜欢的书。最后,我们可以通过找到某行为的入门步骤或缩小某行为的规模来让行为变得微小,从而降低完成该行为的难度。比如,我们想养成每天跳绳 20分钟的习惯。这个行为的入门步骤就是买一根合适的跳绳,或者是来到跳绳的地方。要养成每天跳绳 20 分钟的习惯,可以先从每天跳绳 2 分钟开始,这缩小了行为的规模,让行为更容易实现。

培训一线

　　现在,请你思考一下自己觉得很难做到的一个行为,然后从提升自身技能、找到合适的工具、让行动变得微小这 3 个角度思考一下怎么样能把这个行为变得容易。

　　1. 我觉得很难完成的行为:＿＿＿＿＿＿＿＿＿

　　2. 把行为变容易:

　　(1) 我可以提升哪些技能:＿＿＿＿＿＿＿＿

　　　　如何提升这些技能:＿＿＿＿＿＿＿＿＿

　　(2) 有什么工具能帮助我完成这个行为:＿＿＿

　　　　如何获得这些工具:＿＿＿＿＿＿＿＿＿

（3）这个行为的入门步骤是：＿＿＿＿＿＿＿＿＿＿＿

这个行为可以缩小到什么规模：＿＿＿＿＿＿＿

提示：学会按照步骤，将一个比较难以实现的行为变得更容易。

3. 提示

提示是提醒做出这个行为的信号。福格认为，提示是行为发生的决定性因素。没有提示，行为就不会发生，即使动机和能力再高也不行。

生活中常见的提示有三种：人物提示、情境提示和行动提示。人物提示指通过自己或他人的提醒去行动，比如，口渴时我们会去喝水，困倦时我们会去睡觉。但遇到与人类本能无关的行为时，人物提示常常是不可靠的，因此应该尽量避免。情境提示指通过周围环境中的某些事物来提示行动，比如便利贴、APP 的通知等。这种提示适合单次的行为，而不适合习惯的培养。行动提示是通过既有日程来提示后续行动，比如，跳完绳就做 2 个俯卧撑。相比于人物提示和情境提示，行动提示的效果是最好的。福格也把行动提示称为"锚点"。

那么，我们该如何设计出一个好的提示呢？

福格行为模型制订了三个步骤：确定锚点，用试验将锚点与要做的行为联系起来，利用最后动作优化锚点。第一步：确定锚点。此时要注意匹配锚点与新行为的物理位置、频率、主题、目的，二者应该一致。第二步：需要通过试验将锚点与新行为联系起来以养成习惯。实践是检验真理的唯一标准，当锚点与新行为不匹配或效果不好时，就需要重新设计。第三步：利用最后动作来优化锚点。比如，在上文提到的"跳完绳就做 2 个俯卧撑"这个案例中，我们可以把"跳完绳"这个锚点具体化，可以把跳完绳的最后一个动作（把跳绳扔到地上或者其他）当作锚点，做出最后动作后就做 2 个俯卧撑。这样一来，行为变得更加具体可行，习惯更容易养成。

提示还有一个很好的应用，福格称之为"珍珠习惯"。珍珠是蚌感受到异物的不适后产生的。在生活中，一些让我们不愉快的时刻也可以作为提示，来帮助我们养成好的习惯。比如，晚上，你睡得正熟，却被隔壁婴儿的哭声吵醒，把这个不愉快的时刻当作提示，起床做 10 分钟正念冥想，这样既可以缓解烦躁的心情，又能更好地再次入睡。

另外，我们还可以把空闲下来当作一个提示来养成一些好习惯，比如将排队作为提示，一旦排队就记 2 个单词。福格把这些用碎片化时间养成的习惯称为"顺便习惯"。

培训一线

1. 应用"珍珠习惯"

请你思考一下自己会遇到哪些不愉快的时刻，这个不愉快的时刻能用作什么行为的提示呢？

当我 _____ 时，我就 _____

2. 应用"顺便习惯"

请你思考一下你有哪些碎片时间，在这些时间你能做什么？

当我 _____ 时，我就 _____

提示：学会应用"珍珠习惯"和"顺便习惯"去形成一个行为。

（三）行为设计的步骤

如图 2-3 所示，福格的行为设计包含 3 个维度和 7 个步骤，帮助我们做出改变和养成习惯。

1. 明确愿望

做出改变的第一步是知道自己真正想要什么，即知道自己的愿望是什么。可以给自己列出一个愿望清单，并且越具体越好。

2. 探索行为选项

在明确愿望之后，需要找到可能帮助愿望实现的具体行为。这个时候我们可以使用行为集群法。为了便于思考和找到尽可能多的行为选项，可以从以下方面考虑：一次就能完成的行为，你想养成的习惯，你想戒除的习惯。要注意的是，列出的行为选项必须具体，越具体越好。比如，想要在冬季 1 个月内减重 2kg，就可以从图 2-4 列出的几个方面思考。

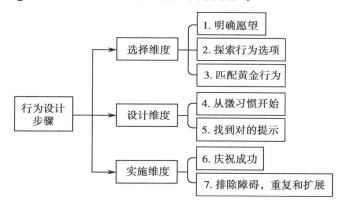

图 2-3 行为设计的 3 个维度和 7 个步骤

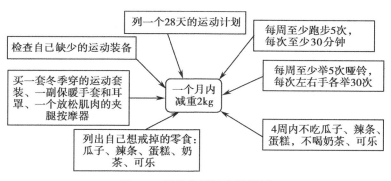

图 2-4 行为集群法应用举例

3. 匹配黄金行为

在列出所有可能帮助实现愿望的行为选项之后，我们需要找到其中最适合自己的黄金行为。

确定黄金行为有以下标准：首先要能帮助自己实现愿望，其次我们有做出这个行为的动机，最后是我们要有完成这个行为的能力。

我们可以通过绘制焦点地图来找到适合自己的黄金行为，具体的做法分为三步。第一步，不考虑可行性和现实情况，只考虑效果，根据效果的好坏把所有的行为选项由上到下排序。第二步，确定上下排序后，考虑可行性，即自己是否有动机和能力去完成这个行为，根据自己的动机和能力确定行为完成的难度，横向（左右）移动行为选项。持久改变的关键就是为自己匹配真心想做的行为，并通过行为设计匹配的新习惯。因此，找到那些即便在最忙碌、最没动力且状态最不好时也能做到的行为非常重要。第三步，确定黄金行为。在焦点地图右上方的行为就是适合我们的黄金行为（图2-5）。

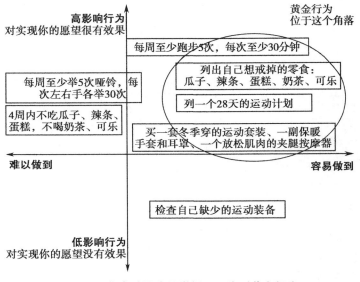

图 2-5　焦点地图应用举例——找到黄金行为

4. 从微习惯开始

正如在"福格行为模型的三要素"中的能力部分我们所了解到的，最好从简单的行为开始做出改变，福格行为模型建议我们使用微习惯配方。

微习惯配方的基本组成为：在我×××之后，我就×××。（完成后及时庆祝）

不难看出，微习惯配方的前半部分是锚点，即行动提示，而后半部分是我们要养成的微习惯。

5. 找到对的提示

参考"福格行为模型的三要素"关于"提示"的内容。

6. 庆祝成功

习惯来自让你感觉美好的情绪，一个人做出某种行为时的感受与他未来重复这个行为的概率存在直接关联。因此，在我们完成某个行为后要及时地庆祝，这能让我们产生积极、良好的情绪体验，进而强化新的行为，提高其未来发生的可能性，最终帮助养成和固化习惯。不要觉得一些小事不值得庆祝。庆祝是行为系统的运转方式，是一种技巧。要相信你正在做的事是值得庆祝的。

庆祝要及时。在行为完成后立刻就庆祝，并且要真心地感受到积极的情绪才算是真正的庆祝。这就需要我们寻找适合自己的庆祝方式，并在找到之后，反复演练，才能固化为习惯。

庆祝的方式要自然，不同的场景所适合的庆祝方式是不一样的。福格行为模型建议当我们需要快速养成一个习惯时，可以在完成给自己设计的行为后，想象一个对自己很重要的人夸奖自己。

除了在行为完成后庆祝，在想起要执行新习惯和正在执行新习惯的时刻，我们也可以庆祝。

7. 排除障碍，重复和扩展

我们多久才能养成一个习惯呢？其实并没有固定的期限。

养成习惯所需要的时间取决于三个因素：执行习惯的人、习惯本身以及情境。

福格建议从微习惯开始，比如从"每天跳绳2分钟"开始，养成"每天跳绳20分钟"的习惯。有人会问：那么什么时候我们才能做到"每天跳绳20分钟"呢？答案是：没有固定期限。但可以肯定的是，只要坚持应用微习惯策略，习惯就会自然地得到巩固和提升。福格行为模型认为，习惯就像植物一样会生长和繁殖。

习惯的发展过程可以分为两类：生长类和繁殖类。

一开始你每天跳绳2分钟，经过一段时间之后，你每天能跳绳20分钟，这就是习惯的生长。习惯在什么时候会生长呢？你想多跳几分钟的时刻就是你的习惯生长的时刻。而且即使某天你不想跳那么久，只跳2分钟也是可以的。有的习惯，比如，每天早上醒来睁开眼时就告诉自己"今天又是美好的一天"（福格称之为"毛伊习惯"），这个习惯似乎没有生长的空间，但是它可以繁殖。毛伊习惯带来的积极感受促使你养成早上活动身体的习惯或提升你的工作效率等，这称为"涟漪效应"，也是习惯的繁殖。

 培训一线

现在请思考一下自己想要做出的改变，然后按照行为改变的7个步骤来为自己设计改变方案。

1. 明确愿望
2. 利用行为集群法探索行为选项
3. 利用焦点地图法为自己匹配黄金行为
4. 为自己设计微习惯
5. 找到合适的提示
6. 找到能带来真正愉悦感的庆祝方式
7. 在试验中排除障碍，重复和扩展

提示：学会按照步骤设计自己的行为改变方案。

福格还分享了做出改变的技巧。

（1）行为加工：即探索行为选项，为自己匹配合适的行为，让行为变得简单。关键在于知道自己一次能养成哪些习惯，以及什么时候能增加更多。我们要首先专注于自己感兴趣的习惯，可以从 3 个开始，每个月增加 3 个。要注意新习惯的多样性与灵活性，不妨为自己多设计几种类型不同的行为。在执行过程中，可以根据自己的状态适当调整新习惯的规模或强度。

（2）自我洞察：即明确愿望，知道哪些是自己想要做的和自己应该做的。关键是要弄明白哪些习惯有意义，哪些习惯能帮助自己成为想成为的人或实现某个愿望。找出可以做到的难度最小、影响却大的改变。

（3）循序渐进：在遇到问题时，要知道如何分析以及排除故障，当看不到效果时，要知道如何调整、如何演练习惯等。关键在于知道什么时候该更进一步，但又不给自己施加太多压力。想提高标准时就提高标准，不想多做时就完成基线任务，多做时要给自己庆祝。可以用情感标志找出舒适区边界，即当我们感到不适时，就说明到达了自己舒适区的边界。

（4）情境设计：包括我们周围的人在内的情境对习惯的影响也很大，我们应当想办法改善环境使其利于新习惯的养成。比如，把牙线放在容易看到和拿到的地方。

（5）心态调整：我们要以开放、灵活、好奇的心态应对变化，学会降低期望，学会庆祝，学会保持耐心和信心。很重要的一点是我们要敢于放弃旧身份，拥抱新身份。不要认为自己就是某种类型的人而给自己设限，而要积极了解与新身份有关的各种内容，促进身份的转变。

（四）行为改变的系统方案

福格提出了行为改变系统方案，可以帮助人戒除不想要的坏习惯。它包含 3 个阶段。

阶段 1：致力于创建新习惯。

第一阶段要培养能发挥自己长处的习惯，进行身份转变。

阶段 2：致力于终止旧习惯。

当身份转变后，有些不适合新身份的习惯就要终止或戒除。要让想要终止的习惯更加具体，可以写出构成坏习惯的具体行为（行为集群法），然后从最容易改变的行为开始改变，不要从最困难的地方开始。找到最容易改变的行为后，首先聚焦于提示，可以移除提示、规避提示或忽略提示；接着重新设计能力，增加某个行为完成所需时间、资金、体力、脑力，让坏习惯与重要日程冲突；最后调整动机，可以削弱动机或增加去激励因素（不建议，因为这是以惩罚或威胁自己的方式帮助戒除坏习惯）。

培训一线

仔细想想，哪些事情是你想要改变的不良习惯的提示呢？

当我 ＿＿＿＿＿＿ 时，我就会 ＿＿＿＿＿＿＿＿＿（不良习惯）

上面这句话的前半部分就是提示，试着去除或躲开这些提示，看看能不能改掉不良习惯。

接着，思考如何从时间、资金、体力、脑力、日程 5 个方面增加做出不良习惯的难度。

时间：＿＿＿＿＿＿＿＿＿　资金：＿＿＿＿＿＿＿＿＿

体力：＿＿＿＿＿＿＿＿＿　脑力：＿＿＿＿＿＿＿＿＿

日程：＿＿＿＿＿＿＿＿＿

最后，思考你做出不良习惯的动机是什么，如何削弱呢？

我之所以这么做的原因是：＿＿＿＿＿＿＿＿＿＿＿＿＿

如何削弱这个动机：＿＿＿＿＿＿＿＿＿＿＿＿＿＿＿＿

提示：学会按照步骤改变不良行为。

阶段3：致力于用新习惯代替旧习惯。

首先要选择可替换的具体行为；接着要建立提示和新行为之间的映射关系来实现替换；然后重复实施。此外，还要同时调整能力和动机。需要知道的是，我们需要不断尝试以找到适合替换旧习惯的新习惯。

（五）改变群体的行为

福格重点介绍了 2 种改变他人行为的方法，分别是：与其他人一起设计改变集体的行为（领导者模式）；为他人设计一个对其有利的改变（伪装者模式）。

想要改变他人的行为，需要遵循 2 条原则：帮助人们做他们想做的事；帮助人们感受成功。

1. 与其他人一起设计改变集体的行为

用这种方法时，你在集体中的身份是"领导者"。明确自己的身份后，就可以按照行为设计的步骤开始了。

（1）共同明确愿望：可以提出一个愿望，看大家是否能接受，或者询问大家的共同愿望。

（2）共同探索行为选项：可以使用前面提到的行为集群法，让大家共同设想行为选项。当团队人数超过 20 人时，可以把行为集群表发给大家，引导大家填写。

（3）为群体匹配黄金行为：可以使用群体焦点地图法。首先，把行为选项按效果由上到下排列，这一过程由群体共同完成。把行为选项写到一张张卡片上，每个人各拿一张卡片，根据行为效果放在纵轴上，让每个人轮流调整卡片的位置，每个人只能移动一张卡片。当所有人对行为选项的排列都没有意见时，就结束这一步骤。接着，让每个人左右移动一张卡片，把自己容易做到的向右移，把自己不容易做到的往左移。每个人都移动后再轮流调整，直到所有人都没有意见。最后，焦点地图右上方的行为就是集体的黄金行为。需要注意的是，一次最好不要实施超过 5 个黄金行为。

（4）让黄金行为变得对每个人都容易：询问成员是什么让这个行为难以做到，并与成员探讨如何能够让这一行为更容易做到。可以参考上文"福格行为模型的三要素"中能力部分提到的思路。

（5）找到黄金行为的提示方式：引导群体成员找到各自最合适的锚点时刻，从而制订出每个人的微习惯配方。

（6）庆祝成功以巩固习惯：来自权威人士的积极反馈是很有影响力的，这个权威人士可能就是作为"领导者"的你。你可以告诉群体成员积极的情绪是如何促成习惯的，并及时、足量地给予完成微习惯的群体成员以认可、肯定和赞赏，带动群体为完成微习惯的每个人庆祝。

（7）共同排除障碍和重复：告知群体成员"我们不一定一次就能成功，如果没能成功就要做出改变"。可以先从提示角度考虑问题，之后再调整能力。如果都不行的话，就考虑换成另外一个行为。

2. 为他人设计一个对其有利的改变

用这种方法时，你在集体中的身份是"伪装者"，你不需要告知大家你正在为群体进行行为设计。"领导者"是带领大家一起进行7个步骤的，而"伪装者"是在群体成员不知道情况下，通过询问大家，一个人"偷偷地"为群体完成行为设计的所有步骤。

"伪装者"在为群体排除障碍时，也与"领导者"有所不同。群体成员可以分为几类，如图2-6所示。

右上方的 A 区代表收到提示后有足够能力和动机完成微习惯的人；左上方的 B 区代表收到提示后有动机但是能力不足的人；左下方的 D 和右下方的 C 区代表动机低下的人。在改变群体行为时，

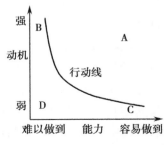

图 2-6　群体成员的分类

"伪装者"需要重点关注处于 A 区和 B 区的人，暂时不考虑 C 区和 D 区的人，或者为 C 区和 D 区的人匹配其他他们感兴趣的行为。

　培训一线

　　请思考一下你所在的群体有哪些方面可以改善呢？把自己分别当成"领导者"和"伪装者"，尝试以 2 种不同的身份为你所在的群体设计行为改变的方案。

　　我所在的群体能改善的地方：＿＿＿＿＿＿＿＿＿＿

　　"领导者"设计的行为改变方案：＿＿＿＿＿＿＿＿

　　"伪装者"设计的行为改变方案：＿＿＿＿＿＿＿＿

　　提示：学会以"领导者"和"伪装者"2 个角色去设计群体行为改变方案。

二、福格行为模型理论应用——案例分析

　　福格行为模型可以应用在许多方面，以帮助人们做出改变。鉴于肥胖与减重是当今社会许多人面临的问题，在这里，我们使用福格行为设计理论来设计出可以让我们减重的行为，以此来说明福格行为模型是如何应用的。

　　1. 明确愿望

　　需要明确自己的愿望，越具体越好。比如，最好不要说自己的愿望是"我要减重"，而要说"我要在今年冬季 1 个月内减重 2kg"。

　　2. 探索行为选项

　　在明确愿望后，需要想出为了实现"今年冬季 1 个月内减重 2kg"这个愿望可以做的事情。我们可以使用行为集群法，列出具体的行为。福格行为模型提供了一个寻找具体行为的思路，即分别找到我们一次就能完成的行为、我们要养成的习惯、

我们要戒除的习惯。同时,通常减重会从控制饮食和运动两个方面着手。结合以上两个思路,可以得到图 2-4 的行为集群。这时,我们暂不需要考虑太多可行性的问题,因为这是下一步要做的。

3. 匹配黄金行为

列出行为集群后,可以使用焦点地图的方法,选出适合自己的黄金行为。先按照效果纵向排列各个行为,由上至下效果逐渐降低(效果区别不大也没关系);再依据难易度左右调整,右边是容易做到的行为;最后处在右上角的就是我们的黄金行为。图 2-5 是相关焦点地图应用举例。

4. 从微习惯开始

我们已经找到了适合自己的黄金行为,其中有些是能一次性完成的,比如制订计划、购买装备,有些是需要养成习惯的,也有些是要戒除的。对于需要养成习惯的行为,可以从微习惯开始。微习惯是很简单很小的行为,例如对于我们要养成的跑步习惯,可以根据自己的体能,将它缩小规模(比如每次跑步 10 分钟)或者从它的入门步骤(比如换上运动套装)开始。这时,我们的微习惯配方就是"当我 ××× 时,我就去跑步 10 分钟",或者"当我 ××× 时,我就换上运动套装"。要简化行为,如前所述,可以从时间、资金、体力、脑力、日程等方面,考虑使行为变得难以完成的因素,然后进行调整。

5. 找到对的提示

找到对的提示很重要,福格行为模型更建议使用行动提示,就是把现有的日程作为一个提示。比如,我每天中午吃完饭会待在宿舍休息 1 小时左右,再学习 1 小时左右。这时,我的提示可以是"我下午学习 1 小时后",那么完整的微习惯配方就是"我下午学习 1 小时后,我就去跑步 10 分钟"。但是这个提示需要计时,有点麻烦,我们可以改成"当我下午学习感到疲惫时"。如果下午学习 1 小时左右后是下午 3 点左右,那么提示也可以改成"当下午 3 点时"。要结合自己的实际情况，为自己选择一个最有效的提示，并且提示也可以调整。

6. 庆祝成功

完成一个微习惯之后，我们一定要记得及时庆祝。合适的庆祝方式能让自己感受到真正的积极情绪。比如，跑完步之后，有的人会觉得腿部的肌肉有点酸痛，而用夹腿按摩器按摩一下会觉得舒服很多。那么庆祝方式就可以是完成微习惯后用按摩器好好给自己按摩几分钟。这可能看上去不是庆祝，但这种方式能让人从身体上感到放松和舒适，从而让人产生积极愉悦的感受，这才是最关键的。

7. 排除障碍，重复和扩展

微习惯需要重复才能固定下来。重复的次数没有定数，取决于执行习惯的人、习惯本身及情境。我们开始实施微习惯之后，会碰到一些障碍。比如，冬天天气很冷，即使我们穿了保暖套装也难以抵御，或者保暖套装使跑步变得十分不便。这时就要考虑如何克服这一障碍。我们可以穿薄点的衣服去健身房，因为那里有空调；或者可以换种运动方式比如跳绳，因为跳绳只需要手臂摆动，受衣服影响较小。

关于什么时候增加跑步的时间或距离的问题，正如上文中讲过的，要顺其自然，让习惯像植物一样自然生长和繁殖。在适应每天跑 10 分钟之后，如果你想增加跑步时间或距离的时候，就尽管增加跑步时间或距离。要根据自己的情况去灵活调整。

以上是应用福格行为模型建立良好习惯的例子，福格行为模型也可以帮助我们戒除坏习惯。

当我们要戒除一个习惯时，可以先用福格行为模型去分析它，然后按顺序从提示、能力、动机的角度去戒除。比如，要戒除"吃蛋糕"这个在减重期看上去不太好的习惯，从提示的角度分析会发现，促使我们买蛋糕的是在超市或大街上看到在售的蛋糕，而当我们把蛋糕买回去放在桌子上时就会想要吃掉它。这时,"在超市或大街上看到蛋糕"就是一个提示。我们从提示出发,可以选择避开这个提示,比如不往有蛋糕的地方走,这样就可以阻止自己买蛋糕。如果已经把蛋糕买回家了,可以把它放在看不到的地方,或者让家庭其他成员赶快吃掉。这样既可以消除"蛋糕放在桌子上"这个提示,又增加了吃蛋糕的难度,因为要吃的话就必须再去买一个。此外,还可以从时间、资金、体力、脑力、日程等方面让吃到蛋糕这件事变得更困难。

第三节 "象与骑象人"理论与应用

我们的"心",就像一头任性的大象;我们的"智",就像一位具备掌控能力的骑象人。它们往往意见相左,各行其是。

大象和骑象人之间的协调,也就是感性和理性之间的互动,对我们认识和感受世界有着重要影响。它们塑造了我们对事物的理解和评判,决定了我们对世界的体验和判断。当我们能够平衡并协调大象和骑象人的力量时,我们就能够更全面、更准确地感知世界,并做出更明智的判断。

一、"象与骑象人"理论

很多人看似懂得很多道理,可就是无法把自己的心安顿好,总是认为生活太过枯燥,而又无力改变,终日在焦虑、抑郁中烦躁不已。这究竟是为什么呢?

比如,我们所有人都知道熬夜会危害身体健康。可是,那些习惯熬夜的人能轻易改掉这个习惯吗?再或者,"重度拖延症患者们"在预料到后果有害的情况下,仍然把计划要做的事情往后推迟。这又是为什么呢?

正是那句话:"我们懂得很多道理,却仍然过不好这一生。"人们在前进的道路上常常经历情感和理智的争斗,二者相互对抗,将人们拉扯向不同的方向。尽管人们明确了哪条路是"正确"的，并且内心深信不疑，但最终仍可能选择了那条"错误"的道路。

想要破除这个困境，得先从行为改变的本质谈起。正如美国心理学家乔纳森·海特所说，行为改变涉及人类心理的困境和冲突。他将人类心理比作一个由不同成员组成、多部门合作的委员会，但这个委员会并不总是和谐的，成员间常常会产生分歧和矛盾，导致不同的心理部分互相冲突。所以，我们的"自我"是分裂的。而分裂的"自我"就像一名骑象人骑在大象背上一样。这个比喻被广泛应用于解释人类的决策过程和情感驱动，特别是在道德判断和行为方面。

这和我们平时所理解的感性与理性的关系似乎不太一样。乔纳森·海特联想到的自我形象是一个骑在大象背上的人，骑象人的小小身材与大象的庞大体形形成了鲜明对比。骑象人手里握着缰绳，但并不意味着只要他动动缰绳，就可以完全指挥大象的行动。大象也有自己的欲望和意愿，只有在大象没有自己的想法时，骑象人才能够相对容易地操控大象。如果大象真的决定要做某件事，骑象人很难与其抗衡或强行改变它的决意。毕竟，大象是强大而自主的生物，骑象人只能在大象愿意合作的情况下，以建议和引导的方式与其配合。

正是因为如此，人的心理与行为之间往往很难有明确的因果关系。因为骑象人与大象"博弈"的结果是无法预知的，有时骑象人说服了大象，有时"被牵着鼻子走"的反而是骑象人。骑象人具有远见和思考能力，他还可以通过与其他骑象人交流获得宝贵的信息，以帮助大象做出更好的选择。然而，骑象人不能违背大象本身的意愿而强迫其行动。因此，骑象人并非大象的主人，而更像是大象的顾问或仆人。他们之间建立的是一种合作和相互尊重的关系，而不是强制性的控制关系。

大象和骑象人都拥有各自的智慧和能力，当两者能够良好合作时,可以取得卓越的成就。然而,事实上,大象和骑象人之间的合作关系往往面临着各种挑战和困难。

二、骑象人、大象与路径

行为心理学家奇普·希思和丹·希思在《瞬变》("Switch：How to Change Things When Change Is Hard")一书中,将"象与骑象人"理论与行为改变结合了起来,并借用乔纳森·海特提出的"象与骑象人"理论做出了一组比喻:将情感比作大象,将理智比作骑象人,将环境比作路径。他们指出:想要实现改变,不能依靠意志力去战胜情感,而是应该以理智引导情感。因此,我们需要将情感(大象)、理智(骑象人)和环境(路径)三个因素综合运用起来,为自己的改变计划提供全方位的支持和指导,从而增加实现行为改变的可能性。

《瞬变》一书指出了关于改变,我们可能不知道三个事实。

1. 看似顽固抗拒,实际是方向不明确

有时候,不是人们不想做,而是不知道该如何做。如果这时为他们指明方向,改变就会自然而然发生。

"今天吃什么?"这仿佛是一个世纪难题。民以食为天,要知道每日三餐是生活中的重中之重,但是吃什么、怎么吃才最健康呢?相信很多人心中都有这样一个疑问。

中国居民平衡膳食宝塔(2022)是一种图形化的膳食指导工具(图2-7),它依据当前中国居民的膳食结构特点,动态调整不同食物类别的占比,给予了更直观、更详细、更易懂的膳食建议。这张图看起来很简单,但是却涵盖了很多知识。它说明了我们每天应该吃什么、应该怎么吃、应该喝多少水、应该做多长时间的运动,让我们在此基础上保持健康的饮食和健康的运动。相比于"平衡膳食、吃动平衡"这样的口号,中国居民平衡膳食宝塔更有利于人们理解并实施,这就是为人们指明了改变的方向。

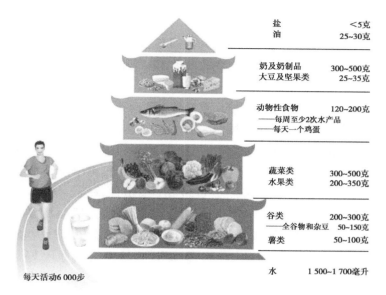

中国居民平衡膳食宝塔（2022）

| 盐 | <5克 |
| 油 | 25~30克 |

| 奶及奶制品 | 300~500克 |
| 大豆及坚果类 | 25~35克 |

动物性食物	120~200克
——每周至少2次水产品	
——每天一个鸡蛋	

| 蔬菜类 | 300~500克 |
| 水果类 | 200~350克 |

谷类	200~300克
——全谷物和杂豆	50~150克
薯类	50~100克

| 水 | 1 500~1 700毫升 |

每天活动6 000步

图 2-7　中国居民平衡膳食宝塔（2022）（中国营养学会）

2. 看似懒于改变，实际是筋疲力尽、缺乏动力

想要人们做出改变，首先得刺激他们产生改变的动力。

这是一个真实的案例。新乡先生是某公司聘请的顾问，帮助实施公司系统中的流程改善部分。有一次，他在与负责人沟通时发现，在给冲压机输送钢卷板材时，一直用毛毡滚轮为钢板涂润滑油，并且是整个钢板都涂油。于是新乡问负责人："为什么对将要成为废料的部分也涂油呢？"负责人想了一会儿，答道："因为是用毛毡滚轮涂油，所以整个板材都会被涂到，这也是没有办法的事。"新乡继续说道："'没有办法的事'这句话就是问题。如果我们能认真思考'对将成为废料的部分涂油就是浪费'的话，就会想到其他的涂油方法，你不这么

47

认为吗?"负责人仔细思考了新乡的话,改变了涂油的做法,即对冲压模具的上模和下模喷油,从而避免了对废料钢板也涂油的浪费行为。

当我们多年习惯于用某种操作方式时,我们是不太愿意主动改变现状的,这是大多数人的固有思维。想要改变行为,就要打破固有思维,激发改变的动力,为"没有办法的事"想出好办法。

3. 令改变难以发生的,看似是人的问题,实际是环境问题

有时候,只要对环境做一些小小的调整,人的行为就可以发生大幅度的改变。

孟子,战国时期鲁国人,三岁时父亲去世,由母亲一手抚养长大。孟子小时候很贪玩儿,模仿性很强。他家本来住在坟地附近,他常常玩儿筑坟墓或学别人哭拜的游戏。孟母认为这样不好,就把家搬到集市附近,孟子又玩儿模仿别人做生意和杀猪的游戏。孟母认为这个环境也不好,就把家搬到学堂旁边。孟子于是跟着学生们学习礼节和知识。孟母认为这才是孩子应该学习的,心里很高兴,就不再搬家了。

这就是历史上著名的"孟母三迁"的故事。这个故事告诉我们,改变不单单靠人去实现。很多改变看上去很难,但实际上是环境问题,有效的环境改变可以让好行为更容易发生。

下面还有一个非常有趣的案例:

医院内有一些负责发药的护士,她们每天的工作任务是按照处方为患者配药、进行药品分配、向患者说明服用药物的相关医嘱等事项,每天的工作量非常庞大。发药是一项非常讲究精准的工作,不允许有半点疏忽,否则将酿成大错,甚至危及患者的生命。但有些患者或家属可能不明情况,发生问题时会向发药护士寻求帮助,无意中打扰到她们的工作,这有可能会导

致药品的分配错误,造成非常严重的后果。

于是,为了减少护士发药时被打扰,避免发生药品分配错误,有些医院给发药护士专门配备了工作背心,胸前写着非常醒目的四个大字"发药背心",后背写着"护士发药,请勿打扰"。以此来提醒患者及其家属,该护士正在发药,忙碌中,请勿打扰。这就能够适当地阻止一些患者及家属的打扰。

自"发药背心"在医院推广以来,整个发药过程比之前安静、有序了许多。患者看到穿着"发药背心"的护士,会驻足不前,而不是继续询问问题。护士可以安心发药,保证药品发放的准确性。许多患者在了解"发药背心"的作用后也进一步意识到发药安全的重要性,之后在面对发药护士时也会注意保持安静。

"发药背心"虽然只是对医疗环境的一点小小改变,但却是保障发药安全的重要一环。

培训一线

1. 想一想,你是否存在一些特别想改变但却总被阻挡住脚步、无法实现改变的行为?

我一直都很想:＿＿＿＿＿＿＿＿＿＿＿＿＿＿＿＿

2. 现在请你从"三个事实"出发,分析一下改变难以实现的原因。

我难以改变的原因是:＿＿＿＿＿＿＿＿＿＿＿＿＿

提示:学会从"三个事实"出发,分析改变难以实现的原因。

三、"象与骑象人"理论的应用

结合前面学过的理论,推动行为改变,应当从指挥骑象人、激励大象、营造路径三方面入手,如图2-8。

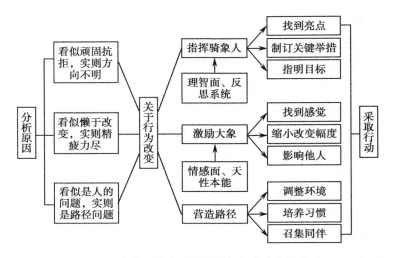

图 2-8 改变不能实现的原因与促进改变的行动

（一）指挥骑象人

想让改变发生，首先是要能做到指挥我们的骑象人。如何才能调动我们的骑象人愿意去行动呢？方法很简单，就是给骑象人指明一个运动的方向。比如，一日三餐按照中国居民平衡膳食宝塔来吃就是一个非常清楚的运动方向。

那么，怎么才能够在每一个改变当中找到方向呢？可以通过以下 3 个方法实现：寻找亮点、制订关键举措、指明目标。

1. 寻找亮点

寻找亮点即寻找成功的特例，收集典型案例或最佳实践案例。只有找到亮点，并且认真分析，才能为骑象人找到改变的正确方向，照亮通往改变的行动路径，点燃改变的希望。

某品牌咖啡的高级副总裁发现了一个很多人都知道却总被人忽视的问题，那就是咖啡来自欧美，欧美人喜欢喝黑咖啡，不加奶，但是中国人喜欢在咖啡里面加牛奶，所以他在产品本身下了很大功夫。其他品牌加奶的咖啡，本质上是加奶多少的区别，但该品牌直接将牛奶换成了厚椰奶，推出生椰拿铁系列，口感更加丝滑，让咖啡多了些许奶茶的口感,上线 8 个月销售额就超过了 10 亿。有了这个经验,该品牌后面在战略上也重新做了定位,不在原来经典的咖啡品类上竞争,而是打出了"奶咖"的新品类,开展差异化竞争。

这种思维方式就被称为"寻找亮点"。骑象人常常倾向于关注问题的消极方面,从而列举出许多不能成功的理由。寻找亮点,分析典型案例或最佳实践,可以为骑象人提供具体的学习和模仿路径,以促进自我改善,从而找到改变的正确方向。在青年学生 HIV 检测推动或者暴露前预防推广的过程中,如果我们能找到这样的亮点,那么无疑将会提升工作的成效。

2. 制订关键举措

一位心理学家在超市中设立了一个可供顾客品尝不同品种果酱的摊位。当这个摊位陈列多达 24 种果酱供顾客选择时,约有 60% 的路人会在摊前驻足,而其中只有 3% 的人掏钱购买;当摊位陈列 6 种果酱供顾客选择时,仅有 40% 左右的路人会停留,而其中却有 30% 的人购买了果酱。

这是因为骑象人面临的选择越多,就越容易疲惫(无法做出选择)。制订关键举措就是给出比较明确的行动方向,是避免因为疲惫而走回老路(遵循固有习惯)的有效方法。关键举措可以提供清楚的行动指南,有助于我们找到改变的方向。

有这样一个案例,心理学家为了治疗家暴的家长,让他们进行"5 分钟亲子互动治疗"。在这 5 分钟里,家长必须把百分之百的精力放在孩子身上,不能做其他事情,只能陪孩子好好玩,放手听孩子指挥,不能说教,不能批评,甚至不能提问题。一开始,惯于使用暴力手段的家长会觉得这 5 分钟很难熬。但一段时间后,这种疗法对家暴的治疗效果要远远高于传统的愤怒管理治疗。给出一个明确的行为要求,以促进人们行动和改变,这正是关键举措的重要意义所在。

3. 指明目标

想要成功改变,必须把模糊不清的目标转换成具体实在的行为。

费罗伦丝·查德威克是一位来自美国加利福尼亚州的游泳教练。1952年的一天，她决定以卡塔林纳岛为出发点，游到加州海岸。对她而言，在大海中游泳并不陌生，但是在游了15个小时之后，她筋疲力尽，身体因长时间泡在冰冷海水中而逐渐变得麻木。放眼望去，她只看到浓雾，连海岸线的影子都见不到，便发出信号让护送的船把她拉上去。在另一条船上，她的母亲和教练则鼓励她坚持，可她信心已失，仍选择放弃。上船后，在不到喝完一杯热饮的时间里，她就看到了海岸线。原来，她真的只要再坚持一会儿，就能完成这项壮举，最终还是功亏一篑。

事后回想起当时的经历，查德威克感慨万千："真正令她半途而废的不是疲劳，也不是寒冷，而是在浓雾中看不到目标。"2个月后，她再次尝试横渡海峡。她这次不但成功了，而且还打破了纪录，成为世界上第一个成功渡过卡塔林纳海峡的女性，因为这次挑战时，她的心中有了希望和目标。

著名管理大师彼得·德鲁克提出了"目标管理"的概念。他认为，目标不是工作的结果，而是工作的动力源。只有确立了目标，才能明确每个人的工作内容。这个原理同样适用于行为改变，设定明确的目标是推动行为改变的关键所在。而且，目标越明确精准，越容易消除抗拒情绪，也更容易执行，行为改变也就越容易发生。

培训一线

刚刚你已经从"三个事实"出发，分析了行为难以改变的原因，现在请思考你应该如何通过指挥骑象人推动行为改变？

我一直都很想：_____

我难以改变的原因是：_____

我该如何指挥骑象人：_____

提示：学会从指挥骑象人的角度，寻找促进行为改变的方法。

（二）激励大象

通过"象与骑象人"理论，我们了解到大象也有自己的欲望和意愿，只有在大象没有自己的想法时，骑象人才能够相对容易地操控大象。如果大象真的决定要做某件事，骑象人很难与其抗衡或强行改变它的决意。这是因为问题的核心与改变人们的行为有关，而行为改变往往涉及人们的情感层面。因此，我们需要引导人们认识问题并找到应对方法。为了达到这个目标，不仅需要提供改变的思路，还需要在情感上产生积极的影响。

1. 找到感觉

"我知道你说的是对的，但我就是没有办法做到！"你是否也时常有这种感受？很多时候，自己无法付诸行动，往往是因为没有激发起情感因素，即没有找到"感觉"。有些想法之所以难以转化为行动，是因为我们没有找到那种内心的共鸣和情感的驱动力。要想克服这个问题，我们需要寻找并激发起那种与想法相符的情感，这样才能将其转化为实际的行动。

据统计，我国约有 3.5 亿的烟民。每年有 100 多万人死于烟草相关疾病，吸烟危害健康已是不争的医学结论。一支卷烟不仅燃烧自己和身边人的健康，也在燃烧稀缺的资源，破坏我们赖以生存的环境，戒烟势在必行。但现实是，多数吸烟者能意识到吸烟有害健康，但把戒烟付诸行动时却困难重重，这就对客观干预提出了一定要求。

禁烟公益广告具有重要的社会影响力，它们可以唤醒公众对吸烟危害的认知、激发情感共鸣、促进戒烟意愿和行动，并为社会带来健康和经济效益。禁烟宣传材料多以吸烟后身体器官触目惊心的变化为设计思路，如变黑的肺叶、燃烧的手指、被熏黄的牙齿等等，可对吸烟者起到很好的警示作用。

人们通常是通过感知和情感来产生改变，而不是仅靠分析和思考。在没有真切感受之前，人们往往不愿意改变自己的行为。因此，要推动改变，就必须先帮助人们找到感觉。给予吸烟者直接的视觉和情感体验，帮助他们真实地感受到吸烟的危害，可以更有效地从情感层面上触动他们的内在驱动力，从而促使他们主动采取行动，戒除吸烟习惯，迈向健康的生活。

人们常常不是分析 - 思考 - 改变，而是看见 - 感觉 - 改变。人们在没有感受到之前，通常是不愿意改变的。想要推动改变，就必须先帮助人们找到感觉。这些触目惊心的图片可以帮助吸烟者找到感觉，从他们的情感入手，让天性、本能意愿配合行动，激发戒烟的动力。

2. 缩小改变幅度

缩小改变幅度，让改变小到可以轻松实现的程度，行为改变就在潜移默化中发生了。

如果你打算在半年后参加一场马拉松比赛，从今天起，你要怎样开始训练呢？"一步登天"是不可能的，你需要制订一个周密的训练计划，循序渐进，慢慢增量。只有科学的、规律的跑步训练准备才能让我们稳步地前进，主动地进步！

比方说今天跑 200 米，明天跑 400 米，后天跑 500 米，大后天跑 600 米，这样一步一步地前进，一点一点地累加，我们跑步的能力就会得到稳步且高效的提高。半年后，你将具备足够的能力挑战马拉松！

大象是很聪明的，它讨厌不会立刻有结果的事情，并且很容易被大的目标吓到。如果缩小改变幅度，大象就容易踏出改变的第一步。人生又何尝不是一场马拉松比赛呢，我们会遇到很多短时间内根本无法完成的目标，但只要我们每天都努力向着目标前进，慢也好，步子小也好，只要是往前走就好，成功只是早晚的问题。

3. 影响他人

激励大象的第三个方法是影响他人，打造认同感。当身边的人都做同一件事情的时候，你会更有动力去做这件事。

我们首先要认定自己的大脑和能力会像肌肉一样发生改变。认定这一点后，你就能找到更多的同道中人。这时候，你就能影响更多的人一起发生改变，此时大象才会更有力度地走路。驱动所有人的大象，而不是仅仅驱动自己一个人的大象，这将更有利于促进行为的改变。打造认同感，让大家一起做事情，集合大家的力量，所取得的效果将更加明显。这就是团队的力量！

说到中国女排，人们首先想到的就是"女排精神"。排球运动是最能体现团队协作和配合的运动之一。在排球比赛中，每个队员都有自己的角色和任务，必须以集体为中心，通过相互配合来完成每一次进攻或防守。这种集体性不仅仅体现在场上，也贯穿于场下的训练和准备。通过不断地配合练习，队员们可以逐渐提高彼此的默契度，使整个团队更加紧密、有序。而这种团队精神，在很大程度上会反映在比赛过程中，当球队面临困难或压力时，队员们能够以团队力量为后盾，互相支持和鼓励，最终取得胜利。

这种无与伦比的团队精神，展现出顽强拼搏的勇气，值得赞美与敬佩。

将"象与骑象人"理论应用于青少年预防艾滋病教育中，可以帮助教育者更好地理解和引导青少年的行为。

理解青少年情感和直觉（大象）：青少年通常受到情感、好奇心和社交认同的驱动。预防艾滋病教育可以通过引发情感共鸣、以案例故事或真实经历为例子，以及强调亲近感等方式来吸引他们的兴趣。在信息传递时，应该使用能够引起情感共鸣的语言和素材。

提升青少年的知识和理性思考（骑象人）：预防艾滋病教育需要为青少年提供关于艾滋病、HIV 传播途径、预防方法等方面的正确知识。通过科学的解释和说明，可以帮助他们理性思考，并明白自己的决策会对未来产生何种影响。

创造触发因素（触发或者提示）：触发因素在青少年预防艾滋病教育中尤为重要。触发因素可以包括社会压力、同伴影响、家庭支持等。可为青少年提供积极的触发因素,鼓励他们采取积极的健康行为,如正确采取避孕措施、进行定期的检测等。

强调预防措施的能力(能力):青少年需要了解预防艾滋病和 HIV 传播的能力,包括正确使用安全套、定期检测、接受健康教育等。预防艾滋病教育应该提供实际可行的方法,并鼓励青少年相信自己能够采取行动来保护自己。

综合而言,通过引发情感共鸣、提供准确的知识、创造积极的触发因素以及强调实际能力,可以更有效地促使青少年采取积极的健康行为,减少艾滋病和 HIV 的传播风险。

培训一线

通过上面的学习,请思考一下你应该如何通过"激励大象"推动行为改变?

我一直都很想:＿＿＿＿＿＿＿＿＿＿＿＿＿＿＿＿

我难以改变的原因是:＿＿＿＿＿＿＿＿＿＿＿＿

我该如何指挥骑象人:＿＿＿＿＿＿＿＿＿＿＿＿

我该如何激励大象:＿＿＿＿＿＿＿＿＿＿＿＿＿

提示:学会从"激励大象"的角度,寻找促进行为改变的方法。

(三)营造路径

人们往往会将一个人的行为归因于其本身的特性,而忽略环境在塑造行为时起到的作用。事实是,不论一个人所处的角色是什么,都会受到环境的影响和约束。很多事情看起来是人的问题,实则是环境的问题。

1. 调整环境

优化环境的设计和安排可以促进正确行为的发生和加强其习惯性,同时降低错误行为的发生频率和减少其影响。

相对于改变个体行为,改善环境更容易实施,而且通常会带来人们行为习惯方面的显著变化。通过创造一个支持积极行为的环境，我们可以为人们提供更多机会和动力去采取正确的行动，从而促进有效的行为改变和习惯的形成。

生活中有很多事物看似不起眼，实则大有用处，比如公路上的减速带。减速带可以通过警示意识、产生心理压力和形成习惯性反应来引导驾驶员减速。视觉上的标志和凸起结构提醒驾驶员减速，驾驶员感受到减速带的颠簸和不适，产生心理压力，从而更小心驾驶。此外，驾驶员根据过去的经验，形成了对减速带的习惯性反应，按照减速带标志减速通过。这些心理因素共同作用，促使驾驶员减速通过减速带，有效提高行车安全。

在艾滋病防治方面，提高安全套和检测试剂的可及性，营造一个普遍可及的环境，对于有需要的青少年非常有益。

2. 培养习惯

在改变的过程中，我们应该有意识地培养良好的习惯。社会心理学家的研究发现，人类心理一直以来都由两个处理系统运作——一个是控制性的加工系统，另一个是自动性的加工系统。习惯形成的过程中，反复地重复和经验塑造了一种自动化的反应模式，使我们可以在不经过大量思考的情况下做出相应的选择和行动。习惯就像是大象和骑象人的自动驾驶系统，即使在骑象人没有积极参与的情况下，我们也会自然而然地执行很多行为。因此，为了实现改变，我们需要有意识地培养积极的习惯，使其成为我们自觉行为的一部分。

人们并非对于白色污染的危害一无所知，但要改变几十年来根深蒂固的消费习惯绝非易事。现在大多数超市已不再为消费者提供免费的塑料袋，而是鼓励消费者自备购物袋，这大大减少了白色污染的问题。近年来，"限塑令"升级，可降解塑料袋登场，不少去超市购物的消费者发现，超市有偿提供的购物袋价格发生了上涨。超市塑料购物袋涨价对消费者自备购物袋起到了进一步的促进作用，自备购物袋的消费者增长超过 10%。

可见，环境对习惯的改变有很大的影响，培养易于实现的习惯更具实践意义，对促进行为改变的贡献也更大。但是，习惯的改变不是一朝一夕就能够完成的，这是一个渐进的、需要持续发力的过程。在预防艾滋病教育中，可以引导青少年做出个人承诺，制订计划，并帮助他们在生活中实践这些计划，将这些行为逐渐转化为个人习惯。

3. 召集同伴

当大街上只有你和另一个人时，如果对方摔倒了，你可能会立即前去帮助。然而，当大街上有很多人时，有人摔倒，大家更可能选择充当旁观者。这是因为在群体中，个人往往会受到所谓的"同伴压力"的影响。在人群中时，我们常常会观望，等待别人先行动，然后根据他们的反应，再决定自己的行为。因此，为了让青少年感受到家庭、朋友和社区的支持，从而更愿意采取健康行为，应该为他们建立一个支持性的社会环境。而这个支持性的社会环境，可以通过校园和更大范围内的健康教育、同伴参与式的健康教育活动等方式来建立。

酒店客房里放着"为了环保，请重复使用毛巾"的牌子，但收效甚微。经社会心理学家建议，酒店把牌子改成了"本旅馆大多数房客都重复使用毛巾至少一次"之后，客人重复使用毛巾的比例提高了20%。告诉大家更多的人都做了，会更容易让人们改变行为。这些人受到了"同伴"群体的心理暗示。

在日常生活中，排队现象随处可见，人们在排队时的心理活动和行为表现一直都是一个非常值得研究的问题。

如果一辆公交车刚在站台停稳，周围等车的人一拥而上，此时，即便是平时非常"守规矩"的人，也会选择加入拥挤大军。而在银行、医院等场所，就比较少出现这样的现象，这是因为它们采取了"叫号"的方式。

银行、医院等场所通过"叫号"的方式强制排队正是一种通过召集同伴来改变环境的有效手段。因为，当人们在排队时，会不自觉地受到周围人的影响，其他人的行为和情感状态都会对个体产生影响。"叫号"这种形式可以调动大家的大象，强化内心的秩序感，并以此约束、控制自己的行为。

所以，如果你能对争先恐后上车的乘客们大声说一句："不要挤，大家排好队！"将会收到非常好的效果。这是因为环境是人们行为的重要因素之一，当有人大声喊出"不要挤，大家排好队"的时候，这个声音可以作为一个召集同伴的信号，引发其他人的注意和反应，促使他们加入排队行列。这声呼喊改变了环境中的氛围和氛围中的集体情绪，传递了明确的行为规范和期望，引导人们形成更为有序和文明的行为模式。在预防艾滋病教育的过程中，使用有感染力的真实故事，描述那些受到艾滋病影响的人的经历，以及他们拥有的勇气和所面对的挑战，也可以起到类似的作用，从而引发青少年的共鸣和同情。

当我们面对陌生环境或不明情况时，我们可能不确定应该怎么做或者采取什么行动。这时，我们往往会观察周围的同伴，并选择模仿他们的行为。所以，当骑象人指挥大象走在不熟悉的路上时，大象很可能会追随其他同伴的脚步，依赖同伴的行动来确定正确的路线。

培训一线

为了实现行为改变，你又会如何"营造路径"呢？

我一直都很想：＿＿＿＿＿＿＿＿＿＿＿＿＿＿＿＿＿

我难以改变的原因是：＿＿＿＿＿＿＿＿＿＿＿＿＿＿

我该如何指挥骑象人：＿＿＿＿＿＿＿＿＿＿＿＿＿＿

我该如何激励大象：＿＿＿＿＿＿＿＿＿＿＿＿＿＿＿

我该如何营造路径：＿＿＿＿＿＿＿＿＿＿＿＿＿＿＿

提示：学会从"营造路径"的角度，寻找促进行为改变的方法。

培训一线

《瞬变》一书在"象与骑象人"理论基础上，发现人们在尝试改变时面临的主要障碍是理性思考和已经根深蒂固的情感需求之间的冲突。虽然我们的理智希望变革，但我们内心深处的惰性情感需求使我们迟疑不前。骑象人急于前往目的地，然而大象却显得懒散，不听使唤，一直徘徊在原地。理智（骑象人）是生活的方向盘，情感（大象）是生活的动力源，而环境则是生活的公路，给骑象人提供方向。三者结合，改变就能发生。

依据《瞬变》提出的对各要素变化的建议，请大家思考如何对下列行为进行干预、促进改变，并提出建议。

（1）俗话说："早饭要吃好，午饭要吃饱，晚饭要吃少。"早饭是一日三餐中最重要的一餐，但不少人却以没时间、没胃口、控制体重为由不吃早饭。根据一项来自美国的研究，长期不吃早饭不仅会导致疲劳、注意力不集中和免疫力下降，还会对心脏产生负面影响，使心脏病发生风险增加87%。你每天都按时吃早饭吗？针对不吃早饭或不规律吃早饭的人，你有何建议？

（2）熬夜正在成为年轻人的常态。众所周知，这是一种不健康的生活习惯。长期熬夜会对身体造成一些不可逆的损伤。想要改变熬夜行为，该如何做呢？

提示：学会应用"象与骑象人"理论，设计促进行为改变的方案。

青年学生预防艾滋病行为改变培训 PPT　第二单元

第三单元　针对实际问题的行为设计与干预

第一节　负责任的性决策

性行为可以带来愉悦和舒适的感觉，是表达爱意与感情的一种方式。性是人类健康的一部分，人类天生具备享受性的能力，有性需求、对性有所渴望是十分正常的，并且这种感觉会伴随人的一生。因此，无须为此感到羞耻。

"性"和"爱"是各自独立的。性行为不是检验双方是否相爱的唯一标志。伴侣双方也可以在不发生性关系的情况下建立良好的恋爱关系，不需要仅仅为了向伴侣表达或证明爱意而发生性行为。

"性"可以是美妙的体验，前提是双方在充分考虑、知情同意的基础上做出了关于性行为的安全、健康、负责任的决定。每个人都有权利决定什么时候准备好发生性行为、和谁发生性行为。是否发生性行为是个人的选择，不必屈从于他人的影响或压力。基于双方自愿的性行为是健康性关系的前提。同时，做决定之前还要考虑采取安全措施，预防意外怀孕以及包括HIV感染在内的性传播疾病。

《2019—2020年全国大学生性与生殖健康调查报告》结果显示：37.42%的男生和25.67%的女生发生过插入性性行为，其中41.73%的女生和22.75%的男生表示发生首次性行为时存在非自愿的因素；女生在避孕上的话语权比男生弱。以上结果表明，目前大学生需要具备负责任的性决策的能力，以便做出安全、健康、负责任的选择，减少非意愿性行为、高危性行为的发生。因此，向大学生科普负责任的性决策是十分有必要的。

一、负责任的性行为与性决策

负责任的性行为是指发生的性行为对身体和心理、现在和未来、他人和社会都不会造成伤害，既要考虑双方的感受，又要考虑对周围的影响。也就是说，性行为前要有足够的知识和能力做出负责任的明智决策。

在性行为发生前要考虑以下几个问题：

（1）发生性行为的可能结果自己能否承担？对方能否承担？

（2）发生性行为是否会带来不良后果？是否会伤害到他人？是否违反道德和法律（如以金钱或商品获取性利益的性交易活动）？

（3）自己和伴侣是否都自愿并且考虑充分？

（4）自己和伴侣对性行为发生的时间、地点、安全措施、方式等方面的意愿是一致的吗？

要对推迟性行为和开始性活动的利弊进行比较。如果不能承担可能的后果，那就应该考虑不要进行性行为。自己和伴侣能够承担可能的结果，不会造成不良后果，并且会采取安全措施避免或减少健康风险，这就是负责任的性行为。

培训一线

性行为中的确切同意，是指参与方清楚、确切、自愿地同意进行性行为，这是贯穿在整个性行为过程中明确的、持续的许可。双方出于自身意愿，共同做出明确的同意，从而进行性行为决策，是发生性行为的前提。

确切同意之所以重要，是因为它代表着尊重和平等。发起性行为的一方将自己的意愿诚实地袒露给了对方，而接收方在感知到对方的诚实和真诚后，相信对方不会伤害自己，做出了符合心意的选择。而没有确切同意的性行为则存在着剥削，一方通过制造信息不对称性，诱使对方做出了如果掌握全部信息未必会做出的选择，使得自己占尽便宜，达到了不可言说的目的。因此，只有包含确切同意的性关系，才可能是健康的性关系。无论双方是夫妻、情侣或者尚不明确的关系，开展性行为前都需要知情同意。

双方必须用语言或动作明确地表达同意发生性行为的意愿。说"不"不是"欲拒还迎"，不是"半推半就"，"不"就是"不"。在自身缺乏抵抗力（被威胁、被攻击、被限制人身自由等）、缺乏自主意识（如饮酒、醉酒、服药、认知障碍、困倦等）情况下做出的"同意"行为，或保持沉默，都不代表真实"同意"。即使双方在性行为开始前给予了"同意"的信号，在性行为发生过程中，也有权利改变主意。如果不同意继续性行为，对方也应立刻终止性行为。

"性"可能包含不利于健康和社会的后果，带来愉悦的同时伴随着与健康和福祉相关的责任。青年学生可以从以下几个方面来认识和应对性行为：

（1）学习并正确认识和理解性知识：如成长和发育、两性生殖系统及其功能、生殖、避孕、怀孕与分娩、HIV 感染和艾滋病、性传播疾病、性别平等、性别角色与性别认同、性虐待和基于性别暴力的有害行为等方面的知识。

（2）充分了解和考虑性行为的风险，明确性责任：性行为的风险包括情感伤害、意外怀孕、疾病感染，尤其是无保护的性行为、多性伴等行为会增加感染 HIV 或其他性传播疾病的风险，此外还包括法律层面的不良影响。青年学生不仅要对自己的行为负责，也要对给他人造成的影响负责。

（3）明确自己和伴侣对于性的认识：一些人认为发生性行为意味着关系进入新阶段，需要更严肃地考虑未来的发展；而另一些人认为性只是单纯的享乐，发生性行为并不代表任何承诺；还会有一些人认为性是一项在结婚后才能进行的亲密行为……对性的想法和认识没有对错之分，重要的是确保自己和伴侣对性的认识是一致的，或者至少了解彼此对性的看法。不要等发生性行为后，才发现双方对关系进展的认识并不相同。

（4）提升自我保护技能：拒绝非自愿或无保护性行为，避免在没有准备好的时候发生性行为。坚持使用安全套并采取避孕措施，不为了表达忠诚和爱意放弃立场。

（5）性行为远离酒精和毒品：酒精和毒品会让人失去理智，以致促进危险行为的发生，增加艾滋病和其他性传播疾病的感染风险。最安全的性行为是清醒状态下的性行为。

（6）发生不安全性行为后，要及时进行性病和艾滋病筛查。

（7）发生违背自身意愿的性行为后，要立即报案，有需要时可以拨打全国法律援助中心咨询热线12348、中华全国妇女联合会妇女维权公益服务热线12338，还要注意保留证据。

二、运用生活技能，做出负责任的性决策

通过以下案例分析，帮助青年学生运用生活技能，学会运用决策技能，做负责任的性决策；在不希望发生性行为时，学会运用拒绝技能来拒绝非意愿的性行为；学会运用协商与沟通技能，与伴侣沟通安全性行为。

案例：

晓琳和俊杰是大三学生，恋爱快一年了，关系也很稳定。俊杰希望能和晓琳进一步发展性关系。晓琳面对他的请求，有点不知所措。

如果你是晓琳，你该怎么办？

（一）运用决策技能，做负责任的性决策

1. 冷静下来，为充分考虑争取时间

2. 运用决策技能思考以下问题

（1）对于发生性行为，你的感受如何？会接受还是有所排斥？

A. 我不希望在结婚前发生性行为。

B. 我还小，对于性行为，还没有做好心理准备。

C. 我喜欢性带来的愉悦感，十分希望和相爱的人进一步发展，让我们的关系更亲密。

D. ……

（2）发生性行为以后可能会有怎样的结果？对此，你有什么感受？是否能承受这样的结果？

A. 性行为存在意外怀孕、感染性传播疾病的风险。

　　a. 正确做好安全措施就可以降低风险。

　　b. 即使做好安全措施，也还是会有很小的概率出现风险，目前我还承担不了这样的后果。

B. 父母肯定不会希望我这样做，我不想让他们担心。

C. 发生性行为意味着我们俩的关系更进一步了。

　　a. 如果不答应对方的请求，是不是表示我还不够爱他呢？这会影响我们之间的关系吗？

　　b. 表达爱意有多种方式，发生性关系只是其中一种。我相信，即使不发生性行为，也不会影响我们的亲密关系。如果这会影响我们的关系，说明我们在这方面的认识不一致，更需要借此机会好好谈一谈。

D. 我们都是成年人，有权利享受亲密关系和性行为，只要做好安全措施就可以了。

E. ……

（3）你足够了解和信任对方吗？

A. 我们的关系足够成熟吗？

　　a. 还需要再继续相处看看，现在还太早了。

　　b. 足够稳定，很希望和他更加亲密。

B. 对方值得信赖吗？

a. 他对性关系的认识和我不太一致。他认为发生性关系是感情进一步的体现，大家享受就好；而我认为发生性关系意味着责任，需要慎重，不能随意发生。

b. 他曾在同学面前说过他和前女友的性经历，如果我和他发生了性行为，这段经历可能也会有被泄露的风险。

c. 他十分尊重我的意愿，我们的恋爱关系是平等的。

C. 对方愿意发生安全性行为吗？

a. 他愿意，我们的认识是一致的。

b. 他不愿意，还找了许多理由来试图说服我，我不能接受不安全的性行为。

D. ……

3. 梳理各种想法

可采用表格的形式来梳理自己对于是否发生性行为的各种想法，做出评价，如表3-1。

表3-1　是否发生性行为的想法梳理

分析	发生性行为	不发生性行为
利	我们的关系会更加亲密	我目前还没做好心理准备，我选择保留反悔的权利
弊	需要承担怀孕、感染性传播疾病的风险 我觉得我们的关系还不够成熟，性行为发生后，我无法承担反悔的后果	对方可能会失落，我们的感情可能会出现裂痕
综合	还可以采取其他方式保持亲密关系 美好的性关系是双方自愿且享受的 我相信，真正稳定的感情不会因为是否发生性关系而有所动摇	

4. 应对压力

很多时候，个人所做的决定可能会受到外界的影响，例如，对方的劝说，身边的朋友告诉你恋爱中发生性行为很正常，影视作品中看似"浪漫"的剧情……这些都可能会使你的决心摇摆。请记住，任何时候你都有权利选择是否发生性行为。只要你不喜欢，谁都不能替你做决定。

5. 综合各种想法，最终做出选择

（1）我不想发生性行为。

（2）我想和他发生性行为。

 培训一线

可以运用批判性思维对以下观点进行思考和评判：

1. 拒绝与对方发生性行为，是不够爱对方的表现。

2. 发生性行为很正常，每对情侣都会发生性行为。

3. 影视作品中，发生性行为这一场景看上去十分浪漫，说明性行为是十分美好的。

4. 网上说，女生都愿意与男生发生性行为，女生说"不要"其实就是"要"，只是不好意思说出来。

提示：

批判性思维的技巧：

1. 质疑一下：思考现象和观点的不合理之处。

2. 反思一下：反思现象、观点与实际情况不相符之处。

3. 打听一下：查询官方权威信息。

4. 经过以上步骤后，做出判断。

（二）运用拒绝技巧，坚定地拒绝性行为请求

如果不愿意发生性行为，就应该坚定地拒绝。

1. 敢于拒绝

性行为要建立在双方具有深厚的情感与归属感的基础上，建立在互相尊重、彼此都同意的基础上。对于性行为，自己有权选择何时、何地、如何以及与谁一起进行，应当尊重自己的需要，并坚持让他人也尊重自己的需要。发生性行为应当基于个人和伴侣共同做出的决定。因此，不要因为拒绝他人而感到负担，也不要因为不好意思而动摇。

2. 坚定说"不"

表情认真，眼睛直视对方，态度诚恳，坚定清晰地说"不"，并且与对方保持距离。

3. 说明原因

以真诚的态度说明目前不打算发生性行为的原因。准确地传达理由，可以使对方更好理解。原因举例如下。

（1）我不希望在结婚以前发生性行为，这关乎我的信念。

（2）对于亲密行为，我目前感到不适，心理上还没有完全做好准备。我觉得我还小。

4. 应对压力

对方可能会向你说明发生性行为的理由。即使对方的理由很有说服力，这也很可能是一种施压。请记住自己拒绝的理由，并准备好应对对方的理由，必要时可重复且坚定地拒绝对方。应对举例如下。

（1）对方："这是我向你表达爱的方式。如果你爱我，请答应我。"

回应："表达爱的方式有很多种。如果你爱我，相信你不会让我做目前我不想做的事。"

（2）对方："情侣都是这样做的。"

回应："我不清楚其他情侣是不是这样做，我有我的原则，也请你尊重我的原则和意愿。"

5. 不要过度道歉

说明原因时，应避免过于冗长的借口以及频频道歉。因为冗长的借口有可能让对方找到更多可以说服你的理由，甚至给对方一种"你不答应我真的是你的错"的错觉。

6. 趁机离开

如果对方反复试图说服你，甚至让你感到不安全，这表明他更希望满足自己的需要，而不是想和你一起维护平等健康的关系。这时候，应找机会离开，或向朋友求救。

 培训一线

　　练习说"不"：如果对于拒绝感到紧张或不确定，就需要多加练习。以一种自己觉得舒服的方式来练习说"不"，有助于在真实情境中更加容易、更加从容且坚定地拒绝。

（三）运用协商与沟通技能，与伴侣沟通安全性行为

　　在日常的相处过程中，可以与伴侣就性行为进行沟通，表达彼此对于性行为的认识、感受、期待、需求、喜好和顾虑。例如，是否能接受婚前性行为、自己是否做好了准备、性行为潜在的风险、避孕方式、如何面对可能发生的结果等。坦诚开放的态度有助于双方达成一致。

　　在沟通的过程中，应注意以下几点。

　　1. 头脑清醒，且身处安全的环境

　　在醉酒、服用药物等意识不清醒的情况下，或是在被威胁、恐吓、逼迫等非自主决策的情况下所表达的意愿，都不是出自内心的意愿。

　　2. 在合适的时间

　　情欲产生的时候，很难做出理性决策，不适合讨论安全性行为。伴侣可以在日常生活中，如休息、散步等轻松时刻，在理性情绪下坦诚开放地沟通安全性行为问题。

　　3. 表达明确的信息

　　谈及性，无论男性还是女性，常感觉害羞、难以开口。但是，遮遮掩掩、拐弯抹角、欲语还休会使对方产生迷惑。明确表达自己的想法，可以使彼此明白对方的意愿，有利于做出令双方满意的决策。

4. 尊重双方的意愿

性行为的发生应基于双方意愿，基于彼此的感情与信任。双方都应对伴侣信任、理解并尊重，充分表达自身意愿，了解对方意愿，达成共识。否则，如果一方"非情愿"，性行为的发生便不是"令人满意"的，甚至是带有强迫色彩的。

5. 性别平等

在亲密关系中，双方的地位是平等的，性行为的发生基于彼此的感情与信任，并不是一件"羞耻""丑陋"的事情。双方应正视对方过往的性行为，正确看待当下发生的性行为，尊重彼此过去、现在和未来的选择。女性不必将"贞操"看作评价自身价值的标准，男性也不应将"是否是处女"看作评价女性价值的标准。

6. 坚持自己的原则

和伴侣相处时，出于对对方的关心与爱护，出于对关系的维护，有时会有所妥协与退让，但在涉及个人安全或个人原则的事情上，要坚持自己。

三、应用建议

（一）组织讨论

适用于学生人数适中、场地适合分组、授课时间充裕的情况。

（1）正式开始前可进行热身游戏，以调动现场的氛围。

（2）针对案例，组织学生分组讨论：什么是负责任的性行为？要做负责任的性决策，需要考虑哪些方面？

（3）各组可以男女混合，也可以男女分开。

（4）讨论过程中应注意非评判原则，每个人对性的认识都是值得尊重的。

（二）授课

适用于学生人数较多，或场地不适合分组，或授课时间紧张的情况。

（1）正式开始前可进行热身游戏，以调动现场的氛围。

（2）可以请学生现场发表观点，注意非评判原则。

第二节　促进安全套使用

安全性行为包括情感安全（信任伴侣）、心理安全（感觉安全）、生物医学安全（防止意外怀孕等）。从预防控制艾滋病的角度出发，安全性行为主要指的是生物医学安全方面，即在性行为过程中避免接触别人的阴道分泌物、精液、血液等，防止发生体液交换的行为。

使用安全套是唯一既可以预防性传播疾病又可以避孕的方式。性行为过程中全程正确使用质量合格的安全套是安全性行为的关键。进行安全性行为，需要双方掌握相关知识和技能，并且一致同意采取措施，以避免产生不良后果。

《2019—2020 年全国大学生性与生殖健康调查报告》显示，仅有 56.98% 的大学生每次性行为都采取避孕措施，其中分别有 26.06% 和 14.31% 的大学生采取体外射精、安全期等避孕效果不佳且不能预防性传播疾病的避孕措施；5.24% 的女生和 4.76% 的男生（其伴侣）曾经历过意外怀孕。对于从不采取避孕措施的大学生，其行为的主要原因是认为没有必要、影响性体验 / 性感受、担心对身体有副作用等，另外，女生在避孕上的话语权比男生弱。上述结果表明，大学生避孕意识、安全套使用意识有待提升；单纯地灌输知识并不能很好地帮助大学生应对现实中面临的复杂情境；预防艾滋病教育中需要采取多方面措施来向大学生科普安全套使用的相关知识，强化性责任意识，提升安全套使用、协商沟通、拒绝不安全性行为等技能，从而避免大学生不安全性行为的发生，尽可能减少意外怀孕、HIV 感染等风险。

培训一线

使用安全套能够帮助女性避孕。避孕，使女性能够掌控自己的身体，进而掌控自己的生活，不必因为意外怀孕而付出巨大的身心代价。

使用安全套还能预防艾滋病等性传播疾病，使自己免受疾病的侵害。

选择使用安全套，说明你是一个有能力对自己和他人负责任，能够坚定自己的价值观的人。

本节将根据"象与骑象人"理论分析大学生不使用安全套的原因，并从健康教育的角度提出针对性的解决办法。

一、分析原因

1. 理性层面（骑象人）

（1）缺少安全性行为和避孕知识。

（2）不会使用安全套，认为安全套使用太麻烦。

（3）使用安全套会带来不适感，如对乳胶过敏。

（4）已采用其他避孕方式，如口服避孕药、在安全期内进行、体外射精等，认为可以不必使用安全套。

（5）担心使用安全套会对身体健康产生副作用。

（6）认为使用安全套的避孕效果不好。

（7）认为可以采取事后补救措施，如紧急避孕、人工流产等。

（8）……

2. 感性层面（大象）

（1）发生性行为时没有想到要使用安全套。

（2）存在侥幸心理，认为仅仅一次不会"中招"。

（3）与伴侣彼此了解和信任，认为没有必要每次都使用安全套。

（4）认为使用安全套就是不信任伴侣。

（5）使用安全套会破坏性体验。

（6）……

3. 环境及他人的影响（路径）

（1）发生性行为时身边没有安全套。

（2）对方坚持不用安全套。

（3）不便获取安全套，担心购买时被熟人发现。

（4）安全套价格比较高。

（5）担心被熟人发现自己携带安全套。

（6）身边朋友都不用安全套。

（7）……

二、提出针对性的健康教育方法

（一）理性层面——指挥骑象人

1. 找到亮点

基于大学生不使用安全套的常见原因，提供针对性的健康教育信息和方法，参考表 3-2。可以以学生常见困惑 / 误区及答疑的形式（Q&A 形式）向学生介绍正确的安全套使用信息。

表 3-2　理性层面因素及针对性健康教育方法

角度	原因	针对性健康教育方法
主观因素	缺少意识，存在侥幸心理	提供使用安全套的知识 提供同龄人的典型案例 引导学生远离可能发生不安全性行为的情境或场所，如避免酒后性行为
	信任伴侣	引导学生认识到没有人能确保自己是完全健康的，除非进行检测 引导学生学会做负责任的性决策，使学生意识到使用安全套是保护自己和伴侣的体现，也是爱对方的体现

续表

角度	原因	针对性健康教育方法
主观因素	使用安全套会破坏性体验	引导学生学习安全套的使用技巧 找到合适尺寸、材质的安全套 尝试将安全套使用成为性行为的一部分
客观因素	认为没有必要使用安全套	提供使用安全套的相关知识 引导学生学会做负责任的性决策
	不会使用安全套,认为安全套使用太麻烦	提供清晰明确的安全套使用流程和注意事项
	使用安全套会带来不适感,如乳胶过敏	引导学生学习选择合适尺寸和材质的安全套,对乳胶过敏者可以改用非乳胶材质(如聚氨酯材质)的安全套
	已采用其他避孕方式,如通过口服避孕药、在安全期内进行、体外射精等方式避孕,认为可以不必使用安全套	科普常见的避孕误区,如安全期、体外射精、短效口服避孕药的起效时间 引导学生认识到安全套是唯一可以预防性传播疾病的避孕方式,口服避孕药和安全套一起使用,避孕效果更佳
	担心使用安全套会对身体健康产生副作用	提供安全套健康影响的相关知识
	认为使用安全套的避孕效果不好	提供安全套相关知识,说明避孕效果不好可能是安全套使用不规范、安全套质量不合格所致
	认为可以采取事后补救措施,如紧急避孕、人工流产等	说明紧急避孕和人工流产措施的副作用,以及无痛人工流产不能确保对身体无健康影响
其他因素	发生性行为时身边没有安全套	引导学生认识到,对于有性生活的人来说,应像储存卫生纸一样储存安全套

角度	原因	针对性健康教育方法
其他因素	对方坚持不用安全套	引导学生学会做负责任的性决策，知道自己有权利保证自身和对方的健康 引导学生学会与伴侣进行积极沟通，在安全套使用方面达成共识 引导学生意识到如果伴侣仍然拒绝，这是潜在不健康关系的危险信号
	不便获取到安全套，担心购买时被熟人发现	提供安全的安全套获取渠道，说明网上购买的注意事项
	安全套价格比较贵	提供免费获取安全套的渠道 引导学生认识到，发生性行为需要一定的经济基础，应考虑清楚
	担心被熟人发现自己携带安全套	引导学生学会将安全套存放于安全的小型保护盒或保护套内 摆正心态，将安全套视作一般个人用品
	身边朋友都不用安全套	引导学生认识到，每个人都是不同的，我们有权利为自己和伴侣的健康负责

培训一线

　　安全性行为可以有效减少意外怀孕和性传播疾病的发生风险。性行为过程中全程正确使用质量合格的安全套是安全性行为的关键。意外怀孕后的流产将会对女性的身体造成伤害，并不像一些广告里说得那么轻松。作为负责任的人，我们应该保护自己关心和爱的人，不让对方承担不必要的风险。

　　或许有些人能"侥幸"地在某一次不安全性行为后不

承担后果，但不是每个人都能这么幸运，也不是每一次都能这么幸运。

误区1：只有一个性伴，就不会感染。

案例：小A与小B在一起好几年了。两人约好每年定期检测HIV，前几年检测都没有问题。在2015年的一次检测中，他们同时被检测出感染了HIV。小B当时不相信，因为他只和小A一个人有过性行为。在小B的追问下，小A说，在一次出差中，遇到一位偶然性伴，因为习惯和小B不使用安全套，所以和这位偶然性伴也没有使用安全套……

误区2：刚检测过，就是安全的。

案例：小D是一个大三男生，通过社交软件结交了同性朋友。有一次，在和一位新结交的网友见面后，对方当场拿出了HIV试纸，主动做检测，结果显示阴性。对方还表示自己定期检测，非常健康，近期也没有发生过高危行为，要求不用安全套。小D虽然明明知道潜在的风险，但还是觉得风险应该很低，就答应了对方。在发生高危行为后的第28天，小D检测发现HIV阳性。

误区3：只有男性同性性行为才会被感染。

案例：小Y是一个大二学生，渴望谈恋爱。通过社交网站，她认识了一位心仪的男生。本着认真交往的心态，她几乎是全心全意对待这位男生。只要是他提出的要求，小Y从来不说"不"，包括对方希望有"更毫无保留"的性关系。最后这位男生向小Y坦白自己有几位亲密的女朋友，体检发现HIV阳性……

提示：对HIV感染不能抱有侥幸心理。

2. 指明目标

向学生提供简短、明确的核心信息，如"每次性行为都要全程正确使用质量合格的安全套",而不是"性行为时做好安全措施"等不明确的指导。突出重点,便于学生记住和掌握。

3. 制订关键举措

制订关键的行动步骤,如安全套的使用时间点及使用步骤。清晰且步骤化的信息便于学生在课堂上练习,并应用于实际。

4. 融入生活技能教育

运用生活技能应对实际情况,引导学生将所学的生活技能应用于亲密关系中,例如,负责任的性决策、与伴侣沟通性相关决定的技巧、理性思考伴侣不戴安全套的请求和理由、拒绝技巧等,树立性责任意识,理性应对不用安全套相关的错误想法,与伴侣在安全套使用方面达成共识,做出对自己和伴侣负责的性决策。引导学生认识到,自己具有决定是否、何时、和谁发生性行为的权利,每一次性行为都要进行慎重决策,这是对自己健康负责的体现,也是爱护对方的体现;还要引导学生认识到,如果对方一直试图说服你做自己不想做的事情,这可能就是不健康关系的危险信号,有必要认真考虑两人的关系。可运用第三单元第一节"负责任的性决策"中的相关技能。

培训一线

在与伴侣沟通安全套使用时,可运用第三单元第一节"负责任的性决策"中的拒绝技巧来拒绝不安全性行为。

如果对方尝试说服你,可参考以下内容拒绝。

对方:"如果你相信我,爱我的话,就不用戴套了吧,难道你不信任我吗?"

回应:"如果你连戴套这样简单的行为都不愿意做,那么你才是对这段关系不认真、不负责的。"

······

提示:平等的关系是基于协商、没有压力的关系。

（二）感性层面——激励大象

1. 找到感觉

在教学中，可以运用同龄人或本土案例，如因为侥幸心理而发生不良后果的案例，也可以运用校园内或当地的相关数据，如 HIV 流行情况，直观地呈现不良后果的严重性，以加深学生对于无保护性行为后果的认识，提高有高危行为的学生的紧张感，以帮助其树立使用安全套的意识。

2. 参与式教学

通过组织课堂活动，激发学生主动参与的热情，让学生在主动参与和探索中，加深对无保护性行为产生的后果的感性认识，掌握相关的健康知识并加以内化，树立"做自己健康的第一责任人"的态度，采取健康行为。

参与式教学强调学生是主体，教师起到组织、协调的作用。常用方法有角色扮演法、案例分析法、头脑风暴法、小组讨论法、游戏／活动法等。在实际教学中，教师可以综合使用这些方法，以提高教学质量。

 培训一线

参与式教学示例：签名游戏

目的：让学生了解艾滋病的流行现状和趋势、高危行为。

流程：

（1）分发不同颜色的卡片，并介绍游戏规则：每位同学都将得到一张卡片，请学生在上面签上自己的姓名；活动开始，所有学生随意找 2 名同学给自己签名（教师鼓励学生不局限周围的同学，尽量找距离远一点的同学签名），完成签名后回到自己的位置。

（2）假设：红色卡片持有者代表 HIV 感染者，签名代表与对方发生行为，不同颜色的卡片代表不同的行为，粉色卡片代表无保护性行为，蓝色卡片代表共用针具吸毒，黄色卡片代表男性同性性行为,绿色卡片代表戴安全套的性行为,白色卡片代表日常生活接触。

（3）与学生一同找出：HIV 感染者（持红色卡片）、与感染者有过高危行为的人（持有粉／蓝／黄色卡片并在红色卡片上签名）。

（4）提问：在短短数分钟内,HIV 感染者从 × 位迅速发展到 × 位。请大家谈谈参加游戏的感受,并分析一下艾滋病流行的特点是什么。（请3~5位学生谈谈感受并分析特点）

（5）活动小结：一般情况下,学生都可以分析出艾滋病的流行特点,如传播速度快、范围广、隐蔽性强,教师在学生分析时要尽量在黑板上写下流行特点。此外,是否安全与发生的行为密切相关,告知学生要避免危险行为,学会保护自己。

提示：认识到艾滋病流行的特点,增强学生自我保护意识。

3. 缩小行为改变的幅度

让改变容易发生,易于坚持。例如,开始有性生活的同学应养成准备和携带安全套的习惯,可借助福格行为模型理论为学生设计准备安全套的微习惯,如"在购买卫生纸时,我会顺手购买安全套"。

4. 影响他人

学生应当学会与伴侣沟通安全性行为的问题,表达自己对于减少性行为风险的想法以及想要采取的保护措施,与伴侣达成共识,促进安全套的使用。可运用第三单元第一节"负责任的性决策"中的相关技能。

（三）环境层面——营造路径

1. 调整环境

（1）让学生易于获取安全套：政府和社会在推广安全套使用上进行了一系列努力,例如设置免费发放网点、在校园内设置自动售卖机。教师可以向学生提供在实际生活中能安全地获取质量合格的安全套的渠道。

（2）让学生正视安全套：教师应营造一种坦诚开放的氛围，坦诚地向学生介绍相关知识和技能，以一种包容、开放的心态与学生沟通，让学生认识到使用安全套是对自己和他人负责任的表现，无须感到尴尬。教师持有坦然、科学、积极的性态度是进行这项活动的重要前提。

2. 培养习惯

让使用安全套的行为自然而然地发生。例如，引导有性生活的学生养成储存和携带安全套的习惯，并尝试将安全套使用成为性行为的一部分。

3. 召集同伴

利用名人效应和同伴压力来设计健康教育内容，可以使用名人参与的宣传材料，也可以利用同伴压力来设计宣传文案，如"小孩子才'裸奔'，成年人都'戴套'""'戴套'是一种安全文明的行为"。因为大家会更倾向于做其他人也会做的事情，与其他人保持一致。

三、应用建议

本节以促进安全套使用为例，基于"象与骑象人"理论来介绍健康教育方法和策略。教师可从中选择部分方法，应用于日常的健康教育活动中，而不是将本节内容直接向学生讲授。

（1）设计宣传材料：提供有针对性的、清晰的信息。

（2）设计课程：提前了解学生的需求，通过案例、活动等加深感性认识，提供针对性的知识和技能。

（3）个体辅导：对于安全套使用等比较私人的话题，采用个体辅导的方式更合适。教师可以运用生活技能、行为改变理论等为学生提供针对性的建议。

第三节　促进 HIV 主动检测

促进 HIV 主动检测是预防艾滋病教育重要且必要的组成部分，能够使 HIV 的感染被尽早发现，并能够控制 HIV 的进一步传播，促进感染后及早接受治疗。

一、HIV 主动检测的意义

近年来，越来越多的研究和证据表明，促进 HIV 主动检测能够有效减少全人群新发感染人数，HIV 主动检测的频次越高，新发感染人数越少。例如，在乌干达，实施普遍的艾滋病检测、治疗和保持较高的治疗率提高了 HIV 检测率，使感染者普遍获得抗逆转录病毒治疗，从而减少了新的 HIV 感染发生。在墨西哥，大量新发 HIV 感染是通过未经诊断和治疗的男性同性性行为者中的 HIV 感染者和艾滋病病人传播的。提升该人群的 HIV 检测率和治疗率，不仅能使个人受益，还将减少墨西哥新发 HIV 感染人数。

2030 年终结艾滋病流行是联合国《2030 年可持续发展议程》的内容之一。2020 年联合国艾滋病规划署（UNAIDS）发布了 HIV 防控新目标，其中以"6 个 95%"为核心目标，包括针对 HIV 感染者以及生活在危险群体中的人，95% 使用综合的预防策略，95% 的 HIV 感染者知晓自己的感染状态，95% 知晓自身感染状态的感染者开始接受治疗，95% 的治疗者体内病毒得到抑制，消除母婴传播的服务覆盖率达到 95%，95% 的妇女获得 HIV 感染、性健康以及生殖健康服务。

为减少艾滋病的新增感染，实现"终结艾滋病的流行"的目标，开展高危人群 HIV 主动检测十分重要。

二、如何获得正确的 HIV 检测

艾滋病的三种传播途径为血液传播、性传播和母婴传播。

在我国，艾滋病的主要传播途径为性传播。因此，如果发生了高危行为，如无保护（不使用安全套）的男性同性性行为、与不知道感染状况的人发生无保护性行为、与多人发生性行为、输入来源不明的血液等，应该主动进行艾滋病咨询和检测，做到早发现、早诊断、早治疗。

进行 HIV 检测的途径有很多。可以第一时间主动到疾病预防控制中心或相关医疗机构寻求艾滋病咨询和检测，或在正规渠道购买由药监局批准的自我检测试剂进行筛查检测。各地疾病预防控制中心自愿咨询检测门诊（VCT）、县级及以上医院、妇幼保健机构、部分基层医疗机构（如社区卫生服务中心、乡镇卫生院）提供艾滋病咨询和检测服务。如果初次筛查检测结果呈阳性，应及时到医疗机构、疾病预防控制中心确诊，以便尽早阻断和治疗。同时，有关法律法规规定，医疗机构及其医务人员应当对患者的隐私保密。因此，不管检测结果如何，医疗机构及其医务人员均不会对检测者有任何歧视或其他负面评价。

值得注意的是，HIV 检测存在检测窗口期。窗口期指的是从感染 HIV 到血液中检测到病毒核酸、抗原或抗体的时间。不同检测窗口期长短存在差异。一般情况下，HIV 抗体检测的窗口期约为 3 周，HIV 抗原和抗体联合检测的窗口期约为 2 周，HIV 核酸检测的窗口期约为 1 周。如果在窗口期检测为阴性，不能说明未感染 HIV。由于很难确定检测是否处于窗口期，所以 HIV 检测一般需要在 3 个月内重复进行，得到准确的结果。

三、如何促进高危人群 HIV 主动检测

在实际生活中，高危人群 HIV 主动检测率远不及 95% 的目标。因此，为了更好地促进 HIV 主动检测，HIV 检测机构可以运用"象与骑象人"理论，更好地分析和理解采用什么样的措施，能够消除阻碍高危人群 HIV 主动检测的因素，如图 3-1。

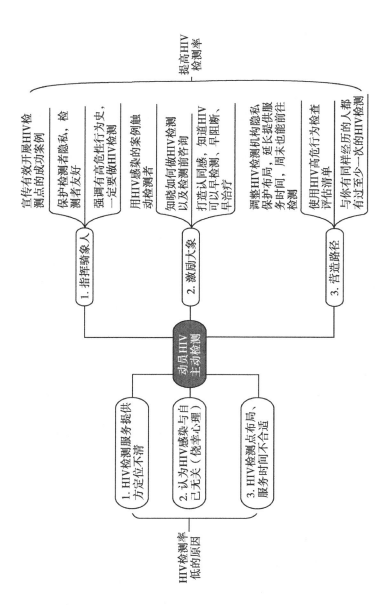

图 3-1 使用"象与骑象人"理论对 HIV 检测行为进行分析

（一）指挥骑象人

想要改变他人的行为，首先必须指出明确、清晰的方向。

1. 寻找亮点

在 HIV 主动检测促进工作中，寻找"亮点"即寻找成功的"特例"，收集典型案例或最佳实践案例。这是一种解决改变问题的有效思路。只有找到亮点，并且认真分析，才能为骑象人（这里指的是 HIV 检测服务提供方）找到改变的正确方向。

在寻找 HIV 检测机构有效开展青年学生检测的成功案例方面，可以在全国范围内或当地寻找一些青年学生愿意接受 HIV 咨询检测的检测点，如疾病预防控制中心自愿咨询检测（VCT）门诊、妇幼保健机构和社会组织等，分析为什么青年学生愿意到这里而不是其他提供 HIV 检测机构的原因，这里是如何开展检测前咨询的，是否统一对检测点的工作人员开展了专业培训，是否在有效沟通交流方面有特定技巧，开展检测时检测点的工作人员对青年学生的态度是否足够尊重，是否会在检测结束后及时给青年学生进行预防艾滋病相关知识科普，并开展行为指导和心理咨询等。此外，还应注重对青年学生进行定性访谈，应分别对接受 HIV 检测的青年学生和抗拒 HIV 检测的青年学生进行访谈，找出促进或阻碍他们接受检测的影响因素。

2. 制订关键举措

由于骑象人面临的选择越多，就越容易疲惫。对于从 HIV 检测点典型经验分析中得到的措施，要进行优化，找到关键性的并可以复制的措施。例如，检测点更注意保护学生 HIV 检测者的隐私，对他们态度友好，开展让青年学生感到舒适和被尊重的检测前后咨询，并注意学生 HIV 检测者的心理咨询和行为指导等。

3. 指明目标

指示越清晰明确，越有利于消除抗拒心理，越容易得到执行。想要成功改变，必须把模糊不清的目标转换成具体实在的行为。在预防艾滋病教育中，不仅要将安全套使用、接受 HIV

检测等行为纳入健康教育内容中，更要明确具体行为目标，如"每次性行为都要全程使用安全套""如有高危性行为史，包括仅发生 1 次未使用安全套的异性性行为或男性同性性行为，均需要做 HIV 检测"等。要避免空洞的口号式宣传，不要只是说"性行为时注意预防艾滋病""为了性健康，倡导安全性行为"，更不能简单含糊地告诉学生"为了健康，你们要远离艾滋病"。学生听到这样的指导语，会不知所措，不知道该做什么。

此外，在开展预防艾滋病教育时，应注意运用肯定性心理干预中的核心治疗原则，不应该过度强调禁止性行为，因为这样反而可能会让青年学生反感并产生叛逆抵触的心理。应该要求青年学生在清楚性伴以及自身 HIV 感染状态的情况下，进行安全的有保护措施的性行为。采用这种教育思路，能够一定程度上让青年学生产生认同的心理，并提高宣教者在青年学生中的威望。

 培训一线

目前，国际上比较通行的艾滋病预防策略叫做"ABC 原则"。

A——abstinence（禁欲）：只要人们能克制性欲望，不发生性行为，感染艾滋病的风险就会大大降低。青少年要尽量延迟首次性行为的时间，不要过早发生性行为。

B——be faithful（忠诚）：夫妻双方或者性伙伴双方要做到互相忠诚，保持单一性伴侣，拒绝和预防不安全性行为。

C——condom（安全套）：使用安全套可以减少感染艾滋病的风险。发生性行为时应全程正确使用质量合格的安全套。

提示："ABC 原则"是青少年预防艾滋病的首要防线。

（二）激励大象

人们常常不是"分析 - 思考 - 改变"，而是"看见 - 感觉 - 改变"。人们在没有感受到之前，是不愿意改变的。想要推动改变,必须先帮助人们找到感觉。可以从情感入手,让天性本能愿意配合人的行动,提高改变的动力。

1. 唤起青年学生的同理心和共情能力

对于学校领导和教育者而言,可以从国际、国家、省级和市级的数据分析入手,说明开展预防艾滋病教育的重要性,这会使大部分学校领导和教育者认识到形势严峻、开展教育很重要。如果用本地区学生感染 HIV 数据和学生感染 HIV 典型案例,甚至是本校的疫情数据和案例,则更能触动学校领导和教育者的情感,提高他们实施预防艾滋病教育的动力,提高他们动员有过性行为的学生接受 HIV 检测的行动力。

对于学生而言,进行案例分享,会让有高危性行为史的同学,感受到接受 HIV 检测的紧迫感,主动寻求检测咨询服务。选择案例应准确,如"一直心存侥幸,不相信自己会感染 HIV,或感到检测很麻烦,一直拖延不去做检测,导致 T 淋巴细胞下降至很低水平,延误了治疗"等。

 培训一线

真实案例分享

小 A 是一名男同性恋。虽然他知道 HIV 检测的重要性,也知道多性伴和不使用安全套是感染 HIV 和其他性传播疾病的重要因素,但他总觉得艾滋病离自己很遥远,是小概率事件。所以有时候他就懒得在发生性行为前,进行快速检测或使用安全套。直到有一天,小 A 发现自己的肛周长了一些菜花状的疣体,并感到不适,才前往医院进行检查。检查报告显示小 A 不仅得了尖锐湿疣,还感染了 HIV。小 A 十分后悔自己没有坚持在性行为前要求对方做 HIV 检测和使用安全套。

提示:认识到 HIV 主动检测、安全性行为的重要性。

2. 缩小改变幅度

让改变小到可以轻松实现的程度。检测机构可以先从了解检测者需求入手，学习并复制其他检测点成功的"亮点"和关键举措，按从易到难的顺序逐步改善，提高咨询、检测的服务水平，如提供周末检测、强化危险行为干预和心理咨询等。

对于学生，先让他们了解为什么需要检测、检测对个人有什么好处、哪些人需要检测，再让他们对照自己的行为，如是否发生过危险行为、发生危险行为后多长时间可以检测，最后采取行动，明确到哪里去检测，去检测点还是自己做检测（自我检测）。

 培训一线

真实案例分享

小 A 是一名男同性恋，参加过科研机构开展的预防艾滋病相关课题。课题结束后，小 A 依然保持着较好的预防艾滋病知识、技能与行为水平。有一次，小 A 在与第一次认识的人发生性行为前，向对方说明希望他能够进行 HIV 快速检测。对方没有正面回答 HIV 检测的事情，并试图使用花言巧语蒙混过关。但小 A 知道 HIV 检测的重要性，没有被迷惑，明确地向对方说检测步骤很简单，无论如何对方都必须使用快速检测试剂盒自测。最后对方只能当着小 A 的面做了检测，检测结果为阳性。原来对方早知自己是 HIV 感染者，感染原因是被他人恶意传播，因此他也试图报复他人进行恶意传播，以让自己心理感到平衡。事后，小 A 选择了报警，用法律让对方知道恶意传播导致伤害他人是不对的。后来，小 A 对之前培训他的专业人员说："我真的很庆幸接受了你们的培训，知道无论什么样的情况，都应该坚持做 HIV 检测，如果当时我心软了，那后果真是不敢想象。"

提示：认识到 HIV 主动检测的重要性。

3. 影响他人

在青年学生自身已经获得较高的预防艾滋病能力后，应将他们努力培养为能够开展同伴教育的关键人群，使他们在周围的性伴和同伴中具备较高影响力。同伴教育者应明确告知周围人"接受 HIV 检测是对自己和他人健康负责任的表现""世界卫生组织建议具有 HIV 传播行为的人群至少每年接受 1 次 HIV 检测"等相关知识。同伴教育者还要能够及时分享相关信息，如"通过检测，可以尽早了解自己的感染状态""早发现、早治疗，延长生命，提高生活质量""早检测、早发现，才可以更好地采取措施，如坚持使用安全套和开展抗病毒治疗，不仅能保护自己免受病毒的进一步侵害，也能保护性伴侣和同伴，避免艾滋病进一步传播"等。

（三）营造路径

1. 调整环境

在行为改变方面，人们在很大程度上会受到环境和方法的影响。有人常说，青年学生做检测的比例不足，一方面是因为青年学生不想做，另一方面 HIV 检测点布局不合理也是重要原因。很多高校校园及周边根本没有检测点，很多检测机构在周六、周日不提供 HIV 检测和咨询服务，检测点工作时间与学生上课时间完全冲突等。

营造路径，促进有过性行为青年学生 HIV 检测至关重要。比如，检测机构可以适当调整 HIV 检测点布局和服务时间；可以优化服务流程；咨询室可以进行人文性布置，比如在门上张贴"咨询中，勿打扰"、设置隔离屏风保护隐私；还可以优化服务人员的态度等。与让学生鼓足勇气主动进行 HIV 检测的行为相比，改善检测点环境要容易得多，而环境变化往往会带来人们行为习惯的显著变化，这会促进学生主动进行检测。

2. 培养习惯

环境对人们产生的作用之一，就是强化或者淡化人们的习惯。检测点环境和服务的改善，可以培养青年学生经常主动检测的习惯。

加强环境建设，当地疾病预防控制机构的专业人员可以为青年学生开发一些工具，如"高危行为检查评估清单""高危行为指导手册"等，让青年学生通过使用这些工具，了解自己感染HIV 的风险，改变高危行为。还可以在校园及其周边张贴宣传画。要注意，宣传画的内容不可太过于形式化或训诫感过重。

3. 召集同伴——发挥同伴力量

同伴影响的作用尤为重要。无论是否有意，人们都会模仿同伴尤其是同伴中影响力较大的人，特别是在行为陌生或者目标不明确的时候。因此，应鼓励学生打破以往的同伴压力，比如"如果只有一个人去做 HIV 检测，大家就都不去"，利用反向同伴压力，即"只有一个人不去做 HIV 检测反而有压力"来促进HIV 的主动检测。此外，还应在同伴中好好利用"高危行为检查评估清单"来分析谁可能有高危行为、谁还不知道检测服务等，从而动员同伴、性伴接受检测。

培训一线

同伴影响在青年学生中非常重要。同伴的积极行为在个体的社会化过程中起到重要作用，有助于影响个体塑造正面的信念和价值观。若同伴对 HIV 检测呈积极态度，个体对于 HIV 检测的态度也更趋于正向，也就越可能主动进行 HIV 检测。

在 HIV 主动检测促进工作中，同伴影响可以作为一个作用显著而成本很低的劝导资源。如果正确使用这些资源，能够极大地提高有过性行为的青年学生对 HIV 主动检测的接受度以及执行力。

提示：我们要学会甄别积极的同伴影响，做出正确判断。

第四节　促进暴露前后预防和及早治疗

尽管艾滋病在我国整体的发病率不是很高，但艾滋病已经成为学生人群传染病致死的首要疾病。一旦感染 HIV，体内病毒复制就已经开始，会逐渐损害全身多个器官，及早治疗能够抑制病毒复制，恢复免疫功能，保持较好的身体状况。及早进行抗病毒治疗可达到较好的治疗效果，使病毒降到检测不到的水平。研究表明，检测不到就等于不传播，可以有效预防将病毒传播给配偶和性伴。

一、发生高危行为前、后，应该怎么办

（一）暴露前预防

暴露前预防（pre-exposure prophylaxis，PrEP）是指在发生易感染 HIV 危险行为前遵从医嘱服用特定的抗病毒药物，以预防艾滋病病毒感染。

PrEP 并不是疫苗，身体不会因为 PrEP 而产生 HIV 抗体，所以需要遵医嘱按时按量服药才有预防效用。

并且，预防用药不能预防其他性病，因此，仍要提倡全程正确使用安全套。

（二）暴露后预防

暴露后预防（post-exposure prophylaxis，PEP），也被叫作暴露后阻断药或紧急阻断药，是一种避免 HIV 感染的紧急预防方法。发生易感染 HIV 危险行为后 72 小时内，越早越好，在医生的指导下服用特定的抗病毒药物，需连续服用 28 天，达到防止感染艾滋病病毒的目的。

暴露前、暴露后预防用药需要在专业人员指导下进行，各地艾滋病抗病毒治疗定点医院和疾病预防控制中心可提供相关服务。

二、确诊感染了HIV，应该怎么办

即使确诊感染了 HIV，也不要过度惊慌。HIV 感染是有药可医的，遵医嘱按时、坚持服药可以抑制 HIV 的复制，减少体内病毒数量，增强免疫力，减少并发症。如果能及时发现感染 HIV、尽早进行规范治疗，HIV 感染者体内病毒就可以持续保持在检测不出的水平，感染者可以正常工作和生活。

培训一线

真实案例分享

小龙是一名大学生。大二的时候，他通过网络结识了另一名大学生小强。两人逐渐发展为情侣，并发生了性关系。之后，两人发生关系越来越频繁。大概半年后，小龙总是发热、感冒，他自己也没当回事。某天，他无意间在学校的健康教育课堂上听到了有关艾滋病的介绍，觉得自己的症状有些像艾滋病，于是来到当地的疾病预防控制中心进行了免费 HIV 检测，检测结果为阳性。

知道结果的那一刻，小龙感到非常痛苦，觉得天都要塌下来了。但在疾病预防控制中心工作人员的不断鼓励下，他开始坚持接受治疗。小龙的治疗效果非常好，情况很稳定。毕业后，他找到了一份很不错的工作，过着平凡、充实的生活。

请思考：

小龙知道自己感染 HIV 后为什么会觉得"天都要塌下来了"？

感染 HIV 是人生的终点吗？

提示：感染 HIV 是有药可医的，只要规范治疗，可以保持正常生活。

HIV 感染者和艾滋病病人应得到理解和关怀。HIV 感染者和艾滋病病人的各项权利受到法律保护。《中华人民共和国传染病防治法》规定："任何单位和个人不得歧视传染病病人、病原携带者和疑似传染病病人。"《艾滋病防治条例》规定："任何单位和个人不得歧视艾滋病病毒感染者、艾滋病病人及其家属。艾滋病病毒感染者、艾滋病病人及其家属享有的婚姻、就业、就医、入学等合法权益受法律保护。"

自 2004 年开始，我国对艾滋病病人及 HIV 感染者实行了"四免一关怀"政策。2006 年 1 月，国务院公布了《艾滋病防治条例》，将"四免一关怀"政策制度化，包括：

免费提供抗病毒药物：向农村艾滋病病人和城镇经济困难的艾滋病病人免费提供抗艾滋病病毒治疗药品；对农村和城镇经济困难的艾滋病病毒感染者、艾滋病病人适当减免抗机会性感染治疗药品的费用。

免费咨询和筛查：向接受艾滋病咨询、检测的人员免费提供咨询和初筛检测。

免费母婴阻断：向感染艾滋病病毒的孕产妇免费提供预防艾滋病母婴传播的治疗和咨询。

免费义务教育：生活困难的艾滋病病人遗留的孤儿和感染艾滋病病毒的未成年人接受义务教育的，应当免收杂费、书本费；接受学前教育和高中阶段教育的，应当减免学费等相关费用。

对经济困难的艾滋病病毒感染者和病人提供救助关怀：县级以上地方人民政府应当对生活困难并符合社会救助条件的艾滋病病毒感染者、艾滋病病人及其家属给予生活救助。县级以上地方人民政府有关部门应当创造条件，扶持有劳动能力的艾滋病病毒感染者和艾滋病病人，从事力所能及的生产和工作。

因此，如果确诊感染了 HIV，可以联系当地的疾病预防控制中心，获得免费的治疗药物和健康咨询。

但相应地，HIV 感染者和艾滋病病人在得知感染 HIV 后应主动告知性伴或配偶。故意传播艾滋病违反国家法律法规，应当承担相应的法律责任。《艾滋病防治条例》规定，"艾滋病病毒感染者或者艾滋病病人故意传播艾滋病的，依法承担民事赔偿责任；构成犯罪的，依法追究刑事责任。"《最高人民法院　最高人民检察院关于办理组织、强迫、引诱、容留、介绍卖淫刑事案件适用法律若干问题的解释》规定，明知自己感染艾滋病病毒而卖淫、嫖娼，或明知自己感染艾滋病病毒，故意不采取防范措施而与他人发生性关系，致使他人感染艾滋病病毒的，依照刑法第二百三十四条第二款的规定，以故意伤害罪定罪处罚。

三、如何支持感染者积极配合治疗

对任何人而言，感染艾滋病都是巨大的打击，艾滋病病人除了饱受艾滋病本身给自身健康尤其是免疫系统带来的伤害，还会因为社会环境对艾滋病、HIV 感染者和艾滋病病人的污名化而遭受心理上的打击。因此，帮助 HIV 感染者积极配合治疗、为其提供心理健康支持，对艾滋病防治工作尤为重要。生活技能教育理论和"象与骑象人"理论能够在劝导感染者积极配合治疗工作中发挥有效的作用。

（一）"象与骑象人"理论：营造路径——调整环境

营造路径、提供良好的治疗环境至关重要。比如，治疗机构可以适当调整治疗室布局，服务人员可以更温暖、更友好，医疗机构人员要充分尊重接受治疗的患者。适当的情况下，还可以以治疗机构为中心，组建青年学生艾滋病病人互助小组，使大家相互支持，获得同伴的力量。条件允许的情况下，治疗机构可以提供心理健康服务，发现患者出现异常情绪时，及时干预。

培训一线

真实案例分享——HIV 感染者和艾滋病病人的敏感

小 B 刚上大学。因为有过不安全性行为，他担心自己感染了 HIV，所以鼓足勇气前往某检测机构，想要确认感染状况。当拿到结果为 HIV 阳性的检测报告时，小 B 觉得天都要塌了，呆呆地坐在检测机构的大厅中。这时，一个不明情况的工作人员走过来对小 B 说，如果要咨询就赶紧去，他们快下班了。小 B 觉得这个工作人员一定是知道自己感染了 HIV，所以很看不起他。小 B 想，如果连医生都嫌弃他，那活着还有什么意义呢？于是给自己在外地的朋友小 Y 留言后，准备立即跳河自杀。小 Y 在收到留言后，立刻找人去寻找小 B，并拨通了心理救助热线。在找到小 B后，心理救助专业人员立即对小 B 进行了劝导。最终，小 B放弃了轻生的念头，到疾控中心进行进一步的咨询和治疗。

提示：HIV 感染者和艾滋病病人是非常敏感的，与他们交流、相处时要保持尊重、友好的态度。

（二）生活技能教育理论：同理能力

同理心是一种识别和理解他人、动物甚至虚构人物的想法或感受的能力，是从别人的角度来看待事物并认同他人的处境、观点或经历的尝试。

HIV 感染者和艾滋病病人的内心十分脆弱敏感。可能一句看似"正常"的话，在他们看来就是歧视和伤害。因此，在与 HIV 感染者和艾滋病病人相处的过程中，应尽量避免怜悯与同情的情绪。有的时候，他们分享自己的痛苦经历，只是希望能有人倾听，让他们把这些痛苦宣泄出来。他们缺乏的往往不是正确的治疗措施，而是与他人内心的联结。这个时候，过度同情和怜悯，反而会加重他们的痛苦。

比如，当 HIV 感染者和艾滋病病人分享自己的感染状况或心情时，对他说"没关系，你不用太担心。艾滋病可以通过服药得到控制。只要积极配合治疗，你和普通人看起来是差不多的。"这是从"仍存在一线希望"的视角去回应其痛苦，是"同情"而不是"同理"。这种"同情"很可能会触发其不良情绪。他们的反应可能会是"你一点都不懂我的痛苦"。

真正的同理，是在别人与你分享一件极其糟糕的事情时，你的回应也和他一样，即"是的，这件事情真的很糟糕！" 而不是告诉他"仍有一线希望"。

因此，在与 HIV 感染者和艾滋病病人沟通交流时，如果不知道说什么合适，可以运用"同理心"能力，首先肯定他的痛苦，然后让他们感受到你的支持。这个时候，可以对他说："虽然我不知道说什么好，但我很开心你愿意和我分享这些，无论何时我永远都会支持你。"逐渐让他知道，每个人都可以从痛苦当中走出来并得以成长。

（三）生活技能教育理论：情绪调节能力

帮助 HIV 感染者和艾滋病病人拥有较好的情绪调节能力，对帮助他们坚持治疗也至关重要。因此，要尽力帮助 HIV 感染者和艾滋病病人提升自己的积极情绪，弱化负面情绪带来的不良影响。

首先，要帮助 HIV 感染者和艾滋病病人正视自己的痛苦，不要去否认痛苦。其次，要帮助他们坚信通过自我调节和专业支持，每个人都能够从痛苦当中走出来并得以成长。以下 10 个小技巧，可以帮助培养积极情绪。

（1）真诚体验积极情绪：不真诚的积极情绪，是伪装的消极情绪。要用心去看见、去聆听、去嗅到，从内心感受到积极情绪。它们不仅会带来一时的美好感受，还能累加，直到真正改变一个人。

（2）努力找到生命的意义：要在日常活动中找到积极的意

义。即使是再小的行动，比如对他人微笑，逐渐积累，也能提高生命的意义。

（3）懂得品味一切美好的事物：不用过度分析好事为什么会带来好的感觉，只要沉浸其中，把无端或随机的善举当作随机的馈赠来接受。最简单和有用的方法是养成和爱人、亲人、朋友分享好消息的习惯。

（4）善意和积极情绪相辅相成：只要认识到自己的善意举动，就能启动良性循环，提高积极情绪。可以多帮助他人，积极作为志愿者参加各种社会志愿活动，在志愿活动中找到更多个人价值，发现更多生活中的美好。

（5）给自己休闲的权利，找到让自己全神贯注投入的心理体验：可以是画画、做美食、游泳等，只要是能专注并能感到愉悦的体验都是可以的。

（6）详细具体地构想未来：让每天的行为与未来目标一致。

（7）咨询对自己很熟悉的人：让他们描述最佳状态时的你，发掘个人优势，并努力利用这些优势。这能持久地提升积极情绪。

（8）无论是外向还是内向，努力培养对他人的关爱，尝试从社会交流中汲取更多的积极情绪。

（9）好天气时在户外待 20 分钟以上的人，积极情绪更多，思维也更开阔。

青年学生预防艾滋病行为改变培训 PPT　第三单元

附录　效果评估问卷

一、单项选择题

1. 艾滋病的传播途径有哪些？（　　　）
   A. 血液传播，空气传播
   B. 性传播，消化道传播
   C. 血液传播，性传播，母婴传播

2. 能从外表上看出来一个人是否感染了艾滋病病毒吗？（　　　）
   A. 能　　　　　B. 不能　　　　　C. 不知道

3. 蚊虫叮咬会传播艾滋病吗？（　　　）
   A. 会　　　　　B. 不会　　　　　C. 不确定

4. 与HIV感染者或艾滋病病人一起吃饭会得艾滋病吗？（　　　）
   A. 会　　　　　B. 不会　　　　　C. 不确定

5. 输入带有HIV的血液会得艾滋病吗？（　　　）
   A. 会　　　　　B. 不会　　　　　C. 不确定

6. 与HIV感染者共用注射器可能得艾滋病吗？（　　　）
   A. 可能　　　　B. 不可能　　　　C. 不确定

7. 感染HIV的妇女生下的小孩有可能得艾滋病吗？（　　　）
   A. 可能　　　　B. 不可能　　　　C. 不确定

8. 正确使用安全套可以减少艾滋病的传播吗？（　　　）
   A. 可以　　　　B. 不可以　　　　C. 不知道

9. 只与一个性伴发生性行为可以减少艾滋病的传播吗？（　　　）
   A. 可以　　　　B. 不可以　　　　C. 不知道

10. 以下哪一项不属于生活技能教育的作用？（　　　）
    A. 增强青少年的自我意识，促进心理健康

    B. 预防健康危险行为

    C. 预防传染病与慢性非传染性疾病

    D. 促进儿童青少年终身健康与成长

    E. 让青少年学会洗衣、做饭等技能

11. 如何指挥骑象人？（　　　）

    A. 找到感觉、制订关键措施、影响他人

    B. 找到亮点、制订关键措施、指明目标

    C. 调整环境、缩小改变幅度、影响他人

    D. 找到亮点、缩小改变幅度、指明目标

12. 如何激励大象？（　　　）

    A. 找到亮点、制订关键措施、指明目标

    B. 调整环境、缩小改变幅度、影响他人

    C. 找到感觉、缩小改变幅度、影响他人

    D. 调整环境、培养习惯、召集同伴

13. 如何营造路径？（　　　）

    A. 调整环境、培养习惯、召集同伴

    B. 找到亮点、制订关键措施、指明目标

    C. 找到亮点、缩小改变幅度、指明目标

    D. 调整环境、培养习惯、影响他人

14. 以下哪一项是预防性传播疾病的有效措施？（　　　）

    A. 口服短效避孕药

    B. 结扎绝育

    C. 放置宫内节育器

    D. 使用安全套

15. 使用安全套可以预防所有的性传播疾病吗？（　　　）

    A. 可以　　　　B. 不可以　　　　C. 不知道

二、填空题

1. 生活技能是指一个人的_____。世界卫生组织将

生活技能概括为 5 对（10 种）能力，包括_____、_____、

_____、_____、_____、_____、_____、

_____、_____、_____。

2. 我们用骑象人比喻_____，用大象比喻_____。

3. 想要促进行为改变，我们可以从_____、_____、

_____三方面入手。

三、问答题

1. 如何通过营造路径来促进 HIV 主动检测？

2. 艾滋病预防"ABC 原则"是什么？

参 考 答 案

一、选择题

1. C　2. B　3. B　4. B　5. A　6. A　7. A　8. A　9. A　10. E
11. B　12. C　13. A　14. D　15. B

二、填空题

1. 心理社会能力　自我认识能力　同理能力　有效的交流能力　人际关系能力　调节情绪能力　缓解压力能力　创造性思维能力　批判性思维能力　决策能力　解决问题能力

2. 理性　情感

3. 指挥骑象人　激励大象　营造路径

三、问答题

1. 如何通过营造路径来促进 HIV 主动检测？

营造路径为青年学生创造一个 HIV 检测比较容易的环境。首先要调整环境，如调整 HIV 检测点布局使其变得更合理，检测机构在周六周日也提供 HIV 检测服务和咨询等；其次要培养

习惯,如向青年学生发放由专业人员开发的"高危行为检查评估清单""高危行为指导手册"等工具,利用青少年喜欢的影视作品制片人、编剧、演员,把"会传播艾滋病的行为""使用安全套""HIV 检测"等有关的场景植入影视作品等;最后要发挥同伴力量,鼓励学生打破以往的同伴压力,比如"如果只有一个人去做 HIV 检测,别人就都不去",利用反向同伴压力,即"只有一个人不去做 HIV 检测反而有压力"来促进 HIV 的主动检测。

2. 艾滋病预防"ABC 原则"是什么?

A——abstinence(禁欲):只要人们能克制性欲望,不发生性行为,感染艾滋病的风险就会大大降低。青少年要尽量延迟首次性行为的时间,不要过早发生性行为。

B——be faithful(忠诚):夫妻双方或者性伙伴双方要做到互相忠诚,保持单一性伴侣,拒绝和预防不安全性行为。

C——condom(安全套):使用安全套也可以减少感染艾滋病的风险。发生性行为时应全程正确使用质量合格的安全套。

参 考 文 献

[1] 中国疾病预防控制中心.艾滋病防治宣传教育核心知识[EB/OL].
    (2019-10-24)[2023-02-25].https://www.chinacdc.cn/jkzt/crb/zl/azb/
    zstd/201910/t20191024_206462.html.

[2] 中国疾病预防控制中心性病艾滋病预防控制中心.青年学生预防艾
    滋病宣传教育核心信息（2021 版）[EB/OL].(2021-12-07)[2023-02-
    25].https://www.chinaaids.cn/zxzx/zxdteff/202112/t20211207_253553.
    htm.

[3] 中国疾病预防控制中心性病艾滋病预防控制中心.艾滋病自我检测指
    导手册[EB/OL].(2019-10-25)[2023-02-25].https://ncaids.chinacdc.
    cn/zxzx/zxdteff/202011/t20201123_222904.htm.

[4] 中国疾病预防控制中心性病艾滋病预防控制中心.谈谈"负责任和安
    全的性行为"[EB/OL].(2019-08-13)[2022-11-07].https://mp.weixin.
    qq.com/s/jHDULB_M5sPJHkClMvlJpg.

[5] 韩孟杰.我国艾滋病流行形势分析和防治展望[J].中国艾滋病性病,
    2023,29（3）：247-250.

[6] 蔡畅,汤后林,陈方方,等.我国 2010—2019 年新报告青年学生 HIV/
    AIDS 基本特征及趋势分析[J].中华流行病学杂志,2020,41（9）：
    1455-1459.

[7] 马迎华.倡导 HIV 主动检测　加强青少年性健康教育[J].中国学校
    卫生,2018,39（12）：1761-1765.

[8] 马迎华.中国青少年学生艾滋病防控的关键要素[J].中国学校卫生,
    2020,41（12）：1761-1766.

[9] 马迎华.加强性教育,提高儿童青少年抵御艾滋病侵袭的能力[J].江
    苏教育,2017,（96）：18-20.

［10］马迎华.推进中国青少年学生艾滋病综合防控策略的实施[J].中国学校卫生，2017，38（9）：1281-1284.

［11］朱璠，李远骋，吴静，等.青年学生男男性行为者预防艾滋病综合能力及影响因素[J].中国学校卫生，2020，41（10）：1450-1454.

［12］拉巴仓拉，多吉旺姆，孙剑，等.西藏6所高校学生艾滋病和梅毒知识知晓率现况调查[J].中国艾滋病性病，2023，29（3）：347-348.

［13］杨童，卿利园，王耘娜，等.重庆市大中专学生艾滋病健康教育干预研究效果探讨[J].中国健康教育，2023，39（3）：237-241.

［14］段端，许然，李旻媛.天津市部分高职院校青年学生艾滋病知识和行为调查[J].职业与健康，2018，34（19）：2709-2712.

［15］邹红燕，朱海滨.2019年济南市济阳区部分中学生艾滋病知信行调查[J].预防医学论坛，2021，27（10）：780-783.

［16］田飞，高爱钰，康琼，等.北京市东城区中学生艾滋病知识知晓及认知情况调查[J].中国健康教育，2021，37（7）：633-637.

［17］中国健康教育中心，北京大学儿童青少年卫生研究所，中国性病艾滋病防治协会.中学生预防艾滋病健康教育教师用书[M].北京：人民卫生出版社，2020.

［18］福格.福格行为模型[M].徐毅，译.天津：天津科学技术出版社，2021.

［19］海特.象与骑象人：幸福的假设[M].李静瑶，译.浙江：浙江人民出版社，2012.

［20］希思C，希思D.瞬变：让改变轻松起来的9个方法[M].姜奕晖，译.北京：中信出版社，2014.

［21］弗雷德里克森.积极情绪的力量[M].王珺，译.北京：中国纺织出版社，2021.